AF643383

ARCHIV FÜR TIERERNÄHRUNG

UNTER MITWIRKUNG VON

Prof. Dr. A. Hock, Berlin. Prof. Dr. Dr. W. Lenkeit, Göttingen.

Prof. Dr. Dr. h. c. K. Nehring, Rostock. Prof. Dr. Dr. W. Wöhlbier, Stuttgart-Hohenheim

HERAUSGEGEBEN VON

ERNST MANGOLD

Prof. Dr. med. Dr. phil. Dr. med. vet. h. c. Dr. agr. h. c. Dr. agr. h. c.

Direktor em. des Instituts für Tierernährungslehre

der Humboldt-Universität Berlin

7. BAND

Ausgegeben am 15. FEBRUAR 1957

HEFT

1

AKADEMIE-VERLAG · BERLIN

ARCH. TIERERNÄHRUNG · 7. BAND NR. 1 · S. 1–64 · BERLIN · 15. FEBRUAR 1957

INHALT

Das Archiv für Tierernährung erscheint zweimonatlich in Heften zu 64 Seiten im Format 17,5 × 25 cm. Der Preis des Heftes beträgt DM 8,50. 6 Hefte werden zu einem Band vereinigt. Der Besteller muß sich zur Abnahme eines Bandes verpflichten. Die Hefte werden jeweils einzeln berechnet. Im Jahre erscheint nicht mehr als 1 Band. Bestellungen werden direkt an den Akademie-Verlag GmbH., Berlin W 8, Mohrenstraße 39 oder über eine wissenschaftliche Buchhandlung erbeten.

Manuskriptsendungen — zugelassen sind die vier Kongreßsprachen — sind an den Herausgeber, Herrn Prof. Dr. Ernst Mangold, Berlin N 4, Invalidenstr. 42, zu richten. Mit der Veröffentlichung geht das alleinige Verlagsrecht an das Archiv für Tierernährung über. Daher müssen Arbeiten, die bereits an anderer Stelle veröffentlicht worden sind, zurückgewiesen werden. Die Verfasser verpflichten sich, Manuskripte, die vom Archiv für Tierernährung angenommen worden sind, nicht an anderer Stelle zu veröffentlichen.

Die Verfasser erhalten von größeren wissenschaftlichen Arbeiten 50 Sonderdrucke unentgeltlich Den Manuskripten beiliegende Zeichnungen müssen sauber, in zweifacher Größe ausgeführt sein. Wenn sie nicht voll reproduktionsfähig nach den Vorschriften des Normblattes DIN 474 eingereicht werden, ist die Beschriftung nur mit Bleistift einzutragen. Zur Herstellung von Netzätzungen sind nur einwandfreie Photographien brauchbar.

Für alle Literaturzitate sind die Vorschriften des Normblattes DIN 1502 und 1502 Beiblatt I maßgebend. Die Zitate müssen den Verfasser (mit den Anfangsbuchstaben der Vornamen), den vollständigen Titel der Arbeit und die Quelle mit Band, Seitenzahl und Erscheinungsjahr enthalten. Das Literaturverzeichnis soll alphabetisch geordnet sein.

Herausgeber und verantwortlich für den Inhalt: Prof. Dr. med. Dr. phil. Dr. med. vet. h. c. Dr. agr. h. c. Dr. agr. h. c. Ernst Mangold, Berlin N 4, Invalidenstraße 42 (Fernruf 42 49 64). Verlag: Akademie-Verlag GmbH., Berlin W 8, Mohrenstraße 39 (Fernruf: 20 03 86); Postscheckkonto: 350 21. Bestell- und Verlagsnummer dieses Heftes 1010/VII/1. Das Archiv für Tierernährung erscheint vorläufig jährlich in 1 Band zu 6 Heften. Bezugspreis je Einzelheft DM 8.50, ausschließlich Porto und Verpackung. Satz und Druck: Robert Noske, Borna (Bez. Leipzig). Veröffentlicht unter der Lizenz-Nr. 1213 des Amtes für Literatur und Verlagswesen der Deutschen Demokratischen Republik· Printed in Germany.

Aus dem Institut für Tierernährungslehre der Humboldt-Universität Berlin
(Direktor: Prof. Dr. A. HOCK)

H. GERICKE

Bestimmung von Amylase, Lipase, Trypsin im Darminhalt und in den Faeces von Kaninchen bei verschiedener Fütterung und über den Anteil aus Ferment-Stickstoff am Darmverlust-Stickstoff

Inhaltsübersicht

A. Einleitung

1. *Übersicht bisheriger Versuche über Darmverlust-Stickstoff (DVN)*

Im Zusammenhang mit dem in unserem Institut wiederholt bearbeiteten und von MANGOLD [40] als Darmverlust-Stickstoff (DVN) bezeichneten Fragenkomplex war es von Interesse, den jeweiligen Anteil seiner einzelnen Komponenten einer genaueren Untersuchung zu unterziehen. Zu diesen rechnen alle N-haltigen Produkte, die nicht aus der Nahrung stammen, sondern dieser während des Durchganges durch den Verdauungstrakt beigemengt und mit den Faeces ausgeschieden werden. Diese Bestandteile, zu denen solche aus Speichel, Magen-, Gallen-, Pankreas- und Darmsaft sowie Epithelien der Darmschleimhaut und Bakterien zählen, werden zwar zum Teil in den distalen Darmabschnitten wieder resorbiert, doch sind noch beständig sowohl unzerstörte als auch zerstörte Reste jener Komponenten im Kot zu finden. Demzufolge ergab sich das Problem, in welchem Maße sich Art, Menge und Zusammensetzung des Futters auf die gesamte Höhe des DVN wie auch auf die *Höhe der einzelnen Anteile des DVN* auszuwirken vermögen. Die hinsichtlich der gesamten Höhe des DVN auftretenden Unterschiede ließen sich aus entsprechenden Versuchen am besten dadurch ermitteln, daß man aus dem Verhältnis Tages-DVN und -Futterverzehr den auf 100 g verzehrter Futtertrockensubstanz erhaltenen DVN berechnet.

Zahlreiche frühere Arbeiten (zitiert bei BEHM [4]) führten zu der Schlußfolgerung, daß die N-haltigen Bestandteile des Kotes sowohl aus unverdauten Resten des Futters, als auch aus unresorbierten Resten jener vom Körper herstammenden Fraktionen bestehen. Es war gleichzeitig klar geworden, daß die aus Hungerversuchen ermittelten DVN-Werte nicht den aus Versuchen mit stickstoffarmen bzw. weitestgehend N-frei zusammengestellten Rationen entsprechen konnten, da bei höherem Futtervolumen auch mit einer vermehrten Abgabe von Sekreten gerechnet werden muß. Wie weit die mit jenem Futter erreichten DVN-Werte den bei Normalfütterung zu erwartenden entsprechen, wurde bisher anscheinend nicht diskutiert.

Weil durch Außerachtlassen der DVN-Komponenten die Verdaulichkeitswerte der stickstoffhaltigen Nahrungsbestandteile entsprechend herabgesetzt erscheinen, bemühten sich zahlreiche Autoren um die Ausarbeitung geeigneter Methoden zur quantitativen Bestimmung des DVN. Die eine Gruppe mit SCHULZE und MÄRCKER [75], KELLNER [27] und KENNEPOHL [28] benutzten ein von KÜHNE [33] ähnlich beschriebenes Verfahren der sukzessiven Extraktion des Kotes mit siedendem Äther und Alkohol. Hierbei bereiteten einerseits das bei der Extraktion unberücksichtigt gebliebene Taurin, andererseits das miterfaßte, aber nicht dazu gehörende Chlorophyll Schwierigkeiten. Die kürzlich von BRANDT [8] mitgeteilten Ergebnisse, wonach 70 bis 75% eines mit der Nahrung aufgenommenen synthetischen Chlorophylls im menschlichen Stuhl wiedergefunden wurden, lassen Möglichkeiten einer methodischen Vervollkomnmung des SCHULZE-MÄRCKERschen Verfahrens offen. Obwohl dieses aus der Humanmedizin stammende Ergebnis nicht direkt auf die Verhältnisse in der Tierernährung übertragbar ist, könnte es doch als Hinweis dafür gelten, daß bei chlorophyllhaltiger

Ernährung, besonders bei den Herbivoren und in der Schweinehaltung bei Verabreichung von Grünfutter, mit einem nicht unbedeutenden Anteil Chlorophyll auch in diesen Tierkoten zu rechnen ist.

Andere Forscher, besonders STUTZER [79], PFEIFFER [60, 61], MORGEN und Mitarbeiter [52] und weitere bei BEHM [4] angeführte, arbeiteten im Prinzip nach jener später von STUTZER und Mitarbeitern [80, 81] vereinheitlichten Methode und versuchten durch Bestimmung des Pepsin-Salzsäure-löslichen Stickstoffs den DVN zu ermitteln.

Im Anschluß an die vorstehenden Ausführungen sei noch auf eine Methode zur Bestimmung des DVN hingewiesen, die auf MENDEL und FINE [48] zurückgeht. Danach soll der Sekretstickstoff leicht auf indirektem Wege zu bestimmen sein; er ergibt sich nämlich aus der Differenz von Kot-N (Eiweiß) minus Kot-N (eiweißfrei). Zu beachten wäre dabei lediglich, um ein gleiches Kotvolumen wie bei der Eiweißfütterung auch bei N-freiem Futter zu bekommen, daß diesem die entsprechende Menge unverdaulichen N-freien Materials zugesetzt wird. LANG und RANKE [34] schreiben in diesem Zusammenhang: „Der Sekret-N der Versuchskost errechnet sich dann als Differenz zwischen den beiden N-Werten: Sekret-N = Kot-N (Eiweiß) minus Kot-N (eiweißfrei)".

Selbst wenn man davon ausginge, daß es sich bei jener Versuchskost um ein zu 100% verdauliches Eiweiß handeln würde, könnte nach dieser Formel bestenfalls der durch das betreffende Eiweiß möglicherweise mehr abgeschiedene Sekret-Stickstoffanteil, niemals aber der DVN überhaupt bestimmt werden. Bei einer unter 100% liegenden Verdaulichkeit des Eiweißes läßt sich aus dieser Formel lediglich die absolute Menge des aus der Nahrung unverdaut gebliebenen Stickstoffs berechnen. Der unverdauliche Stickstoffanteil der Nahrung ist jedoch mit dem Sekret-Stickstoff (DVN) nicht identisch, und daher wird diese nach LANG und RANKE [34] von MENDEL und FINE [48] angegebene Methode hinsichtlich ihrer generellen Anwendbarkeit zur Ermittlung des DVN bedeutungslos.

Vielversprechend für die Bestimmung des DVN erschien eine Methode der Verfütterung von markiertem Futter. LOOFGREEN und KLEIBER [38] berichten von Versuchen, die neuerdings mit als P^{32} bezeichnetem Kasein durchgeführt wurden, und wobei einmal die Verdaulichkeit des im Kasein enthaltenen Stickstoffs zu 96–91%, ferner ein DVN von durchschnittlich 0,27 g pro 100 g verzehrte Futtertrockensubstanz bei einem Kalbe berechnet werden konnten.

Wenn man von dieser neueren Methode absieht, haben alle bisher angeführten zu keiner befriedigenden Lösung in der Frage nach der effektiven Höhe des DVN führen können. In der heutigen Literatur sind jedoch relativ gut übereinstimmende *Werte für die Höhe des DVN bei einigen Tieren* zu finden; so kamen COLUMBUS [11] und BEHM [5] bei Ratten zu einem Durchschnitt von 34,54 mg bzw. 31,96 mg DVN, während NEHRING [55], in dessen Versuchen die Futterrationen mit 10 g pro Tier und Tag begrenzt waren, 25,7 mg ermittelte. Diese Ergebnisse wurden mit Hilfe einer auch in unserem Institut wiederholt angewandten Methode – der Bestimmung des Kot-Stickstoffgehaltes nach N-freier Fütterung ([70, 37, 45, 10, 4, 5, 44]) – erzielt.

Unter diesen Voraussetzungen konnten auch spezielle im Zusammenhang mit dem DVN stehende Untersuchungen in Angriff genommen werden. Wie aus den von BEHM veröffentlichten Arbeiten hervorgeht, wird ein Einfluß sowohl von der Futtermenge als auch von Seiten des Rohfaseranteils in der Futterration auf die Höhe des DVN ausgeübt, und zwar nach MANGOLD und BEHM [44] in dem Sinne, daß mit steigendem Rohfaseranteil in der Futterration der prozentische DVN-Gehalt im Kote sinkt.

Durch die bei unterschiedlicher Fütterung aufgetretenen Schwankungen des DVN wurde das Interesse darauf gelenkt, dessen einzelne Fraktionen einer genaueren Betrachtung zu unterziehen. Die bisher in dieser Richtung vorliegenden Versuche bieten nur ein lückenhaftes Material. Besonders hinsichtlich des *Anteils der Fermente am DVN* war dieser Mangel spürbar. So ist es einer Anregung von Herrn Professor E. MANGOLD zu danken, daß die vorliegende Arbeit in Angriff genommen wurde, mit dem Ziele, den Anteil der Fermentstickstoffmengen aus Amylase, Lipase und Trypsin am DVN annähernd zu bestimmen. Es sollte hier nach Möglichkeit die Frage gelöst werden, welchen Anteil diese Fermente überhaupt am DVN haben können und zum anderen die Frage, ob ihre Menge im Kot durch die Art des aufgenommenen Futters beeinflußt wird. Bisher wurden die für die Verdauung so bedeutungsvollen Fermente im Zusammenhang mit dem DVN noch nicht zum Gegenstande besonderer Untersuchungen gemacht.

2. Übersicht früherer Fermentbefunde in den Faeces

Nach der bis jetzt wohl einzigen, aus der Veterinär-Medizin stammenden, Arbeit von SCHAKIR [68] über Kotuntersuchungen bei *landwirtschaftlichen Nutztieren* ist auch bei diesen *stets mit Fermentanteilen zu rechnen.* Seine z. T. nur qualitativen Untersuchungen an Faeces vom Pferd, Rind, Schaf, Ziege, Schwein und Hund, führten zu dem Ergebnis, daß von den kohlenhydratspaltenden Fermenten in allen Kotproben nur *Diastase* nachweisbar war, seltener *Maltase* und *Invertase. Laktase* fand er nur im Kot eines einen Monat alten Ferkels, *Lipase* jedoch in allen Kotproben. Von eiweißspaltenden Fermenten waren vorwiegend *Trypsin* und *Erepsin* vorhanden, *Nuklease* und *Pepsin* dagegen in keinem der untersuchten Fälle. Die ersten Fermentuntersuchungen in den Faeces von Tieren überhaupt wie auch in Glycerinauszügen aus der Darmschleimhaut frisch getöteter Kaninchen gehen dagegen schon auf EICHHORST [12] zurück.

Aus den Bestrebungen der Humanmedizin, durch Untersuchungen des Fermentgehaltes der Faeces die Diagnostik der Pankreaserkrankungen zu stützen, ist ebenfalls bekannt, daß sowohl Amylase, wie auch Lipase und Trypsin im Kot in wechselnden Mengen anzutreffen sind. Die im Hinblick darauf durchgeführten Arbeiten erstreckten sich zunächst vorwiegend auf den Nachweis kohlenhydratspaltender Fermente – im Vordergrund die Amylase – ([2, 6, 25, 29, 35, 53, 57, 58, 69, 78, 92, 102]); später wurde auch das Trypsin [9, 22, 24, 26, 30, 47, 56, 100]) in den Kreis dieser Betrachtungen einbezogen. Der Lipase dagegen wurde weniger Beachtung geschenkt; lediglich MOLNÁR [50] hatte sich eingehender um eine Lipase-Bestimmungsmethode bemüht.

Über den Wert dieser Kot-Fermentanalysen zur Beurteilung der Pankreasfunktionstüchtigkeit blieben die Meinungen geteilt. In diesem Zusammenhang sei auf eine von GOETZE und REUKER [14] veröffentlichte Methode zur Bestimmung von Amylase, Lipase und Trypsin im Duodenalsaft hingewiesen.

Die hier angeführten Arbeiten waren insofern für unsere Untersuchungen von Bedeutung, als daraus einige Grundforderungen für Fermentbestimmungen abgeleitet werden konnten, zum anderen wurde ein Überblick über die mit den bisher angewandten Methoden erzielten Ergebnisse vermittelt.

Die Resultate besagen, daß – besonders bezüglich Amylase und Trypsin – mit stark wechselndem Fermentgehalt im Kot zu rechnen ist. So ergab sich die Notwendigkeit, zunächst zu klären, ob auch im Tierkot ähnliche Verhältnisse vorliegen und ob die Unterschiede im Fermentgehalt der Faeces durch individuelle Verschiedenheiten der Versuchstiere oder durch die Art der gereichten Nahrung bestimmt werden.

B. Methodik der eigenen Versuche

Zumal Großtiere nicht in hinreichender Anzahl zur Verfügung standen, schienen *Kaninchen als Versuchstiere* besonders geeignet, da diese Tierart einerseits ein Arbeiten mit größeren Versuchsgruppen, andererseits aber jederzeit eine umfangreiche Erweiterung der Versuche gestattet.

Die *Bestimmung der Amylase, der Lipase und des Trypsins* erfolgte *nach Einheiten.* Die bei den Versuchen (Abschnitt C II) gefundenen Fermentmengen sollten die Grundlage für die spätere Berechnung des Ferment-Stickstoffanteils am DVN mit Hilfe eines dafür ausgearbeiteten *Umrechnungsverfahrens von Einheiten auf Stickstoffmenge* bilden. Nach diesem Umrechnungsschlüssel entspricht die im Kot ermittelte Fermentmenge einer bestimmten N-menge, und zwar in dem gleichen Verhältnis, wie in einem hinsichtlich seines N-gehaltes hochgereinigten Fermentpulver auf eine Amylase-, Lipase- oder Trypsin-Einheit eine entsprechende N-menge entfällt. So läßt der bekannte N-anteil, der z. B. die Wirkung einer Amylase-Einheit im Fermentpulver ausmacht, auf Grund der aus dem Kot erhaltenen Einheiten Rückschlüsse darauf zu, wie hoch die Ferment-N-menge im Kot gewesen sein muß, die die gefundene Spaltung hervorgerufen hat; oder kurz gefaßt heißt das:

$$\text{Ferment-N im Kot} = \text{N-Gehalt einer Einheit (reines Ferment)} \cdot \text{Einheiten im Kot.}$$

Zu unseren Versuchen wurden ausschließlich Klein-Chinchilla herangezogen und in den für Kaninchen üblichen Stoffwechselkäfigen gehalten. Ausgehend von einer nach BEHM [4] für Kaninchen bei N-freier Fütterung noch erträglichen Versuchszeit von ca. 8 Tagen und der von MANGOLD [43] empfohlenen Vorversuchszeit von 5 Tagen, die besonders bei trockenem und rohfaserreichem Futter als ausreichend angesehen werden kann [42], wurde 5 Tage mit dem Versuchsfutter vorgefüttert und hiernach von den drei anschließenden Tagen der Hauptperiode der Kot gesammelt, unterhalb 40 Grad im Vakuum getrocknet und analysiert. Um bei allen Versuchen von gleichen Bedingungen ausgehen zu können, wurde in sämtlichen später beschriebenen diese Einteilung beibehalten.

Die im Abschnitt C wiedergegebenen Versuche unterteilen sich einmal (Abschnitt C I) in solche, bei denen nach unterschiedlicher Fütterung der *Stickstoff- und Fermentgehalt im Kot* bestimmt wurde. Diese Versuche sollen im weiteren als „*Fütterungsversuche*" bzw. als „Stärke-, Fett- und Eiweiß-Versuch" bezeichnet werden. Hierbei erhielten jeweils die gleichen sechs Tiere nacheinander die drei weiter unten zu beschreibenden Rationen.

Die zweite Gruppe von Versuchen (Abschnitt C II) bildeten ebenfalls Fütterungsversuche; bei diesen wurden jedoch am Ende jedes Versuches die Versuchstiere geschlachtet, um zu einer besseren Beurteilung der im Kot vorgefundenen Verhältnisse auch schon *in den verschiedenen Darmabschnitten den Gehalt an den drei Fermenten* bestimmen zu können. Es kamen somit in jeder Gruppe vier, insgesamt also 12 Tiere zur Schlachtung, weshalb diese Versuche der Kürze halber als *„Schlachtversuche"* bzw. als „Stärke-, Fett- und Eiweiß-Gruppe" bezeichnet werden sollen.

Das *Futter* bestand in allen Versuchen aus folgenden *Grundrationen:* 40% staubfeines Koniferenholzmehl, dazu 16% Zucker und 4% Mineralstoffgemisch. Um mit den beabsichtigten Untersuchungen gleichzeitig die von PAWLOW und seinen Schülern [59] festgestellte Anpassung der Pankreassekretion an die Art der aufgenommenen Nahrung und eine mögliche Auswirkung auf den Kot-Fermentanteil berücksichtigen zu können, wurden zu der erwähnten Grundration mit der jeweiligen Betonung einer der drei Hauptfutterkomponenten Kohlenhydrat, Fett und Eiweiß folgende drei Variationen gegeben: Stärke-Versuch und -Gruppe = 40% Kartoffelstärke; Fett-Versuch und -Gruppe = 5% Fett und 35% Stärke; Eiweiß-Versuch und -Gruppe = 40% doppelt extrahiertes Sojamehl. Bei einem über 5% Fettanteil hinausgehenden Prozentsatz bestand die Gefahr einer laxierenden Wirkung, der zu anormaler Erhöhung des Kot-Fermentgehaltes geführt hätte. Da die Arbeit die Bestimmung des Ferment-N-Anteils am DVN zum Ziele hatte, bestand die Zusammenstellung der Stärke- und Fett-betonten Rationen aus weitestgehenden N-freien Komponenten.

Durch den in die Grundration aufgenommenen 40%igen Holzmehlanteil sollte die Schwierigkeit, auch bei schlechterem Futterverzehr noch hinreichende Kotmengen zu erhalten, ausgeschaltet werden, zumal das Holzmehl nach MANGOLD [46] unverdaulich ist.

Das Futter wurde jeweils zur Verkleisterung der Stärke im Autoklaven vorbehandelt und im Vakuum bei 40 Grad getrocknet und grob geschroten. Die generelle Behandlung im Autoklaven hatte außerdem den Vorteil, daß durch die Hitzewirkung eine Beteiligung nahrungseigener Fermente ausgeschaltet — deren Bedeutung nach TOLCKMITT [84] ohnehin nur als sehr gering eingeschätzt werden kann — und zum anderen, bei Verabreichung von Sojamehl, nach neueren Untersuchungen von BANSI und Mitarbeitern [3], durch Zerstörung eines in der Soja enthaltenen hitzeempfindlichen Antitrypsins die Verdaulichkeit des Sojaeiweißes erheblich verbessert werden konnte. Die Fütterung erfolgte morgens um 8,00 Uhr und nachmittags um 14,00 Uhr, wobei Wasser und Trockenfutter in getrennten Gefäßen gereicht wurden.

Für die *Methodik der Fermentbestimmung* im Kot lieferten Versuche, durch Pressen der Faeces – mittels einer Presse von 300 atü Druck – in dem Preßsaft eine fermentreiche Flüssigkeit zu bekommen, nur unbefriedigende Ergebnisse.

Nach den Angaben, daß Glycerinauszüge einen fermentreichen Extrakt liefern, eine Methodik aufzubauen, wurde fallen gelassen, weil nach GRASSMANN und TRUPKE [15] nur die Amylase des Pankreas vollständig, die Proteinase dagegen nur zu 70 bis 80% und die Lipase sogar nur zu 3% in wasserfreiem Glycerin löslich sein sollen.

Der in der Vergangenheit bei Fermentbestimmungen hauptsächlich beschrittene Weg war der, die Fermente nicht ihrer Menge nach, sondern lediglich in ihrer physiologischen Wirkung oder Spaltungspotenz, ausgedrückt in *Ferment-Einheiten* zu erfassen. Da derartige Fermentbestimmungsmethoden heute schon in großem Umfange vorliegen, mögen hier aus den früheren Arbeiten die Gesichtspunkte betrachtet werden, die bei der für diese Arbeit festgelegten Methodik berücksichtigt wurden.

Zur Frage, in welcher Form man das Untersuchungsmaterial verwenden sollte, lagen sowohl Empfehlungen für Trockenpräparate, wie auch für Suspensionen und Filtrate vor ([93, 66, 50, 24, 100, 17]).

KOSLOWSKI [30] geht auch auf die Frage einer möglichen Mitwirkung der im Filtrat oder in der Aufschwemmung enthaltenen Bakterien ein. Daher verwendet er als Antiseptikum, wie auch SCHOPPE [73] und GROSS [17], das Chloroform. Andere ([13, 88, 69, 50, 74]), bevorzugen jedoch *Toluol.* MAGNUS-ALSLEBEN [39] erwähnte als mögliche Endprodukte der bakteriellen Eiweißspaltung die Aminosäuren. TAYLOR [82] findet zwar eine stärkere Spaltung des Kaseins durch Proteus vulgaris als durch Bakterium coli; er kommt aber zu einer Übereinstimmung mit LIFFSCHÜTZ [36], der nach Untersuchung von 10 verschiedenen Bakterienarten ihre Wirkung als eine sehr beschränkte ansieht.

Auch für die vorliegenden Untersuchungen schien uns das Problem der ohnehin schwachen Bakterienwirkung während der relativ kurzen Reaktionszeiten durch die Verwendung eines *Toluolzusatzes* am einfachsten gelöst.

Was nun die *Fermentbestimmungsmethoden* für die folgenden Versuche betraf, so steht noch heute für Diastase die Methode nach WOHLGEMUTH [99] und für *Trypsin* nach GROSS [16] im Vordergrund. Für *Lipase,* die weniger Gegenstand von Kotuntersuchungen war, hatte MOLNÁR [50] eine Methode ausgearbeitet.

Während WOHLGEMUTH [99] die WALTHER'sche Methode [91], die diastatische Kraft durch die Höhe der verdauten Stärkesäulen in Mett'schen Röhren zu messen, für ungenau hielt, wurden von STARKENSTEIN [76] und ROST [65] auch Stimmen laut, die sich gegen die Zuverlässigkeit der WOHLGEMUTH'schen Methode wandten. Neuerdings machten auch GOETZE und REUKER [14] auf Grund der bei chirurgischen Eingriffen gefundenen abweichenden Ergebnisse Einwände dagegen geltend.

Die weiter oben erwähnten Methoden hatten zwar den Vorteil, daß sie verhältnismäßig schnell und unkompliziert angesetzt werden konnten, jedoch gleichzeitig den großen Nachteil einer zu weit ausgedehnten Reaktionszeit (bis zu 24 Stunden). HÖLSTI [23] hatte auf diesen für die Ermittlung zuverlässiger Werte wichtigen Faktor hingewiesen, es aber den Versuchsanstellern überlassen, die obere Grenze ihrem jeweiligen Untersuchungsmaterial, besonders der Fermentkonzentration, anzupassen.

Für die vorliegende Arbeit war es weniger wichtig, zeitsparende Methoden zu verwenden, als den mannigfaltigen und oft variierenden Einzelkomponenten im Kot bzw. Chymus Rechnung zu tragen. Hierfür boten die von WILLSTÄTTER [94] und Mitarbeitern entwickelten *titrimetrischen Methoden* eine gute Gewähr aus jenen Stoffwechselgemischen durch ihre substratspezifischen Reaktionen jeweils nur das gewünschte Ferment zu bestimmen. Die bei der Spaltung durch *Lipase und Trypsin entstandene Azidität* wird durch Titration mit alkoholischer Kalilauge bzw. mit Kalilauge von bestimmter Normalität ermittelt; die bei der *Amylase*einwirkung der Verzuckerung entgangene Stärkemenge wird durch Titration der unverbrauchten Jodmenge von einer vorgelegten Anzahl Kubikzentimeter gegen Natriumthiosulfat bestimmt. Diese Bestimmungsmethoden gewähren ebenfalls durch entsprechende Aktivierungs- und Pufferzusätze optimale Reaktionsbedingungen für die Fermente während einer kurzen Versuchszeit bei bestimmter Temperatur. Sie haben ferner den Vorteil, daß alle außerhalb der eigentlichen Fermentwirkung liegenden Einflüsse auf den Titrationswert in einer Kontroll- oder Blindbestimmung ermittelt und vom Hauptversuch abgezogen werden können. Nach erhaltenen Mitteilungen benutzt man die WILLSTÄTTER-Methoden auch heute noch in der pharmazeutischen Industrie häufig zur Prüfung von Pankreaspräparaten.

Da für die vorliegenden Untersuchungen *unter Toluol aufbewahrte Zentrifugate* (Abschnitt C I) bzw. *Suspensionen* (Abschnitt C II) Verwendung fanden, wurde ebenfalls bei den Blindbestimmungen auf die für die Hauptbestimmungen erforderlichen Reaktionstemperaturen vorgewärmt. Die Haupt- und Blindversuche, jeweils in zwei Parallelbestimmungen angesetzt, unterscheiden sich also lediglich durch die zum Hauptversuch gehörende Reaktionszeit und den bei vorhandener Fermentaktivität erhaltenen höheren Titrationswert. Aus der Differenz zweier gemittelter Haupt- und Blindversuche ließen sich dann die im Untersuchungsmaterial gefundenen Fermenteinheiten berechnen. Die äußerste Fehlergrenze lag bei den Titrationswerten zwar unter 0,05 ccm, doch wurden alle unter 0,10 ccm liegenden Titrationsdifferenzen als *„nicht nachgewiesen“ (n. n.)* bezeichnet; diese Benennung „nicht nachgewiesen“ ist also nicht gleichzusetzen mit „nicht vorhanden“.

Die *Amylasebestimmung* erfolgte nach WILLSTÄTTER, WALDSCHMIDT-LEITZ und HESSE [96]. Sie kontrolliert die Hydrolyse von 0,25 g löslicher Stärke durch Amylase bei 38 Grad *) innerhalb der ersten 40% und ermittelt durch die Hypojodit-Methode die gebildeten Aldehydgruppen. Nach der Formel

$$K = \frac{1}{t} \log \frac{a}{a-x}$$

wird die Reaktionskonstante, die zugleich die Zahl der *Amylase-Einheiten* angibt, berechnet, wobei t die Reaktionszeit, a die Anfangskonzentration und x die gebildeten mg Maltose auf der Grundlage: 1 ccm 0,1 normale Jodlösung = 17,15 mg Maltose sind. Für a werden auf Grund einer bei 75% liegenden Verzuckerungsgrenze jeweils nur 0,1875 g Stärke berücksichtigt.

Die Enzymmenge muß entsprechend der zwischen 0,001 und 0,03 geforderten Reaktionskonstante bemessen werden, unter welchen Bedingungen dann 10 bis 30% der Stärke in 7 bis 30 Minuten hydrolysiert werden. Die zur Festlegung der günstigsten Reaktionszeit für Fermentbestimmungen im Kot durchgeführten eigenen Versuchsreihen lagen einwandfrei zwischen 10 und 12 Minuten. Da in allen Parallelversuchen bei etwa 10 Minuten die größte Gleichmäßigkeit bestand, schien eine Begrenzung der Reaktionszeit auf 10 Minuten für alle Versuche am zweckmäßigsten.

Unter den von WILLSTÄTTER, WALDSCHMIDT-LEITZ und MEMMEN [97] für *Lipase* empfohlenen Methoden wurde die unter Aktivierung durch Calciumchlorid und Albumin durch Pufferzusatz bei pH 8,9 beginnende Reaktion mit wechselndem pH gewählt. Die bei der Spaltung des als Substrat dienenden Olivenöls

*) (In der Originalmethode sind 37 Grad, bei BERSIN [7] jedoch 38 Grad als optimale Reaktionstemperatur angegeben.)

während der Reaktionszeit von einer Stunde bei 30 Grad entstandene Säure wurde mit 0,1 normaler alkoholischer Kalilauge titrimetrisch bestimmt. Die erreichte prozentische Spaltung berechnete sich aus der Titrationsdifferenz zwischen den gemittelten Haupt- und Blindversuchen nach der Formel:

$$\frac{\text{ccm } 0{,}1 \text{ n KOH} \cdot 5{,}61 \cdot 100}{\text{Verseifungszahl } (185{,}5) \cdot \text{Einwaage } (2{,}5 \text{ g})} = \% \text{ Spaltung}$$

Infolge der schwachen Konzentrationen, die für unsere Versuchsansätze zur Verfügung standen, lagen in den meisten Fällen die Titrationswerte unter 2 ccm, d. h. daß nur etwa ein Zehntel einer zwischen 10 und 24% erwünschten Hydrolyse allgemein erreicht werden konnte. Die im Abschnitt C angeführten Versuchsergebnisse beweisen, daß diese notwendig gewordene Verlegung des Meßbereiches durchaus keinen negativen Einfluß auf die Arbeit nahm. Da es für spätere Vergleiche aber unzweckmäßig erschien, deshalb von „Dezi-Lipase-Einheiten" zu sprechen, wurden alle mit dieser Mikromethode gefundenen Werte auf die bei einer erreichten Spaltung von 24% festgelegte Lipase-Einheit berechnet.

Für *Trypsin* gaben WILLSTÄTTER, WALDSCHMIDT-LEITZ, DUÑAITURRIA und KÜNSTNER [95] eine Methode der Einwirkung von aktiviertem Trypsin unter Pufferzusatz auf eine 6%ige Kaseinlösung an. Da es sich bei unseren Untersuchungen nicht um reinen Pankreassaft, sondern um ein mit dem Darmsaft und Chymus vermischtes Sekret handelte, konnte die durch die von der Darmwand abgesonderte Enterokinase bewirkte Aktivierung des Trypsins als ausreichend angesehen werden. Ein Aktivierungszusatz aus getrockneter Darmschleimhaut entfiel aus diesem Grunde.

Wegen der äußerst schwachen Konzentration besonders der Faeces an Trypsin wurde mit 0,1 n KOH titriert und die Reaktionszeit auf 40 Minuten bei 30 Grad bemessen. Unter den angegebenen Bedingungen berechnete sich die *Trypsin-Einheit* als die Menge, die in diesem Zeitraum eine Spaltung entsprechend einem Alkaliverbrauch von 2,10 ccm 0,1 n KOH bewirkt. Die durch die Eigenfärbung des Kotes erschwerte Auffindung des Titrationsendpunktes ließ sich bei Ersatz des Thymolphthaleins durch Phenolphthalein ausschalten.

Unter Berücksichtigung der in der Literatur gegebenen Hinweise sollte durch die im Abschnitt C I beschriebenen Versuche zunächst geprüft werden, ob im Kot auch unter ungünstigsten Bedingungen, d. h. bei Reinigung des Fermentanteils auf Kosten seiner Konzentration, noch Fermente nachgewiesen werden können. Zu diesem Zweck erfolgte eine *sukzessive Extraktion* des im Vakuum getrockneten Kotes mit destilliertem Wasser.

Hierfür wurden je 15 g Trockenkot in zwei Zentrifugengläsern nach gutem Verrühren mit je 60 ccm Wasser über Nacht in den Kühlschrank gestellt und am nächsten Morgen bei ca. 3500 Umdrehungen eine halbe Stunde zentrifugiert und die überstehende Flüssigkeit dekantiert. Danach mußte mit weiteren je 20 ccm Wasser nach abermaligem guten Verrühren und kurzem Stehenlassen ein zweites Mal 20 Minuten lang zentrifugiert werden. Die überstehende Flüssigkeit wurde ebenfalls dekantiert und dieser letzte Vorgang noch einmal mit 20 ccm Wasser je Glas wiederholt. Das stufenweise Extrahieren der 30 g Kot mit insgesamt 200 ccm Wasser hatte gegenüber einmaligem Zentrifugieren den Vorteil, daß erst mit der dritten Extraktion der Fermentgehalt gegenüber der zweiten rapide abnahm. Die Menge des aus diesen drei Arbeitsgängen dekantierten Zentrifugats betrug durchschnittlich 110 ccm. Durch ein letztes auf 20 Minuten begrenztes Zentrifugieren konnten dann auch unbedeutende Reste der unerwünschten Kotbestandteile abgetrennt werden. Die jetzt über stehende, klare fermenthaltige Flüssigkeit kam für die mit Toluol anzusetzenden Versuchsreihen zur Anwendung, und zwar für jeweils zwei Haupt- und Blindbestimmungen je 10 ccm für die Amylase- und Lipasebestimmung, für die Trypsinbestimmung je 6 ccm.

In den bei unterschiedlicher Fütterung mit den gleichen sechs Tieren nacheinander durchgeführten Versuchen wurde der *Futterverzehr* kontrolliert und der zwecks Entfernung etwaiger Harnbestandteile abgespülte Kot laufend gesammelt und im Vakuum getrocknet.

Der größte Teil des Kotes verblieb für die *Fermentanalyse,* ein weiterer für die *Trockensubstanz- und Stickstoffbestimmung.* Die Stickstoffbestimmung wurde nach KJELDAHL durchgeführt und die Kot-Stickstoffwerte entsprechend dem praktisch unverdaulich gewesenen Stickstoffanteil aus dem Holzmehl in allen angeführten Versuchen berichtigt.

Die gegenüber den *„Fütterungsversuchen"* (Abschnitt C I) bei den *„Schlachtversuchen"* (Abschnitt C II) vorgenommenen Abänderungen im methodischen Vorgehen sollen erst am Anfang jenes Abschnittes beschrieben werden.

C. Versuche

I. Versuche über den Gehalt an Fermenten im Kot nach Fütterung mit betontem Kohlenhydrat-, Fett- und Eiweißanteil („Fütterungsversuche")

Mit den in diesem Abschnitt beschriebenen *Fütterungsversuchen* sollte zunächst geklärt werden, in welchem Umfange sich individuelle Verschiedenheiten von Tier zu Tier in der Höhe der im Kot gefundenen Mengen der drei hauptsächlichen Verdauungsfermente vorfinden, und ob sich nach unterschiedlicher Fütterung auch eine entsprechende Ausscheidung nach Art und Menge der einzelnen Fermente bemerkbar macht. Durch die Verwendung der gleichen sechs Tiere schien eine gute Voraussetzung dafür gegeben, Aufschlüsse über den *Einfluß des Futters auf die Fermentausscheidung im Kot* zu erhalten.

Tabelle 1. *Fütterungsversuch mit betontem Kohlenhydratanteil (40% Stärke, 40% Holzmehl, 16% Zucker, 4% Mineralstoffe)*

Tier Nr.	Gew. in g	Futterverzehr in g Ø p. Tag	Kot-N in g Ø pro Tag	N pro 100 g verz. FuTr.S.	Einheiten im Tageskot			Einheiten pro 100 g verz. Fu. Tr. S.		
					Amylase	Lipase	Trypsin	Amylase	Lipase	Trypsin
1	2440	53,39	0,121	0,228	n. n.	0,119	n. n.	n. n.	0,224	n. n.
2	2615	51,31	0,130	0,255	0,026	0,071	n. n.	0,051	0,138	n. n.
3	2272	59,95	0,161	0,269	0,022	0,103	n. n.	0,036	0,172	u. n.
4	2695	66,10	0,161	0,244	n. n.	0,043	n. n.	n. n.	0,065	n. n.
5	2390	42,37	0,112	0,251	n. n.	0,081	n. n.	n. n.	0,192	n. n.
6	2882	15,25	0,070	0,460	n. n.	0,065	n. n.	n. n.	0,428	n. n.
Mittel der Werte:		48,06	0,126	0,284	0,024 (2)*)	0,080	n. n.	0,044 (2)*)	0,203	n. n.

*) Die in dieser und in den folgenden Tabellen in Klammern angegebenen Zahlen bedeuten die Zahl der verrechneten Werte.

Für die Auswertung der Versuche empfiehlt es sich, die Ergebnisse des Stärke-, Fett- und Eiweiß-Versuches in Tabellenform zu vermitteln, um individuelle Abweichungen besser in Erscheinung treten zu lassen. Hinsichtlich einer einheitlichen Auswertung der Tabellen traten insofern Schwierigkeiten auf, als z. B. beim durchschnittlichen Stickstoffgehalt im Tageskot in Tab. 1 Kaninchen Nr. 6 abwich, wogegen dies in Tab. 2 bei Kaninchen Nr. 1 und Nr. 2 der Fall war. Ähnliches zeigte sich bei der Berechnung eines Durchschnitts der Fermenteinheiten. Da nun die aufgetretenen Schwankungsbreiten aus den einzelnen Ergebnissen ersichtlich sind, wurde der Durchschnitt jeder Rubrik aus den erhaltenen Zahlen ermittelt. Weil jedoch bei den Fermenteinheiten gleichzeitig auch die Fälle berücksichtigt werden mußten, in denen nichts nachgewiesen werden konnte (n. n.), gestaltete sich, bezogen auf Tab. 2, die Auswertung der Ergebnisse nach folgendem Schema:

Bei den auf 100 g verzehrte Futtertrockensubstanz berechneten Werten ergeben sich als Durchschnitt beim Stickstoff 0,414 g, bei Amylase von n. n. bis 0,028 (5) Einheiten, bei Lipase 0,282 und bei Trypsin von n. n. bis 1,113 (1) Einheiten. Alle angegebenen Durchschnittswerte ergänzen sich mit den n. n.-Werten immer entsprechend der Zahl der Versuchstiere zu sechs.

Tabelle 2. *Fütterungsversuch mit betontem Fettanteil (5% Fett, 35% Stärke, 40% Holzmehl, 16% Zucker, 4% Mineralstoffe)*

Tier Nr.	Gew. in g	Futterverzehr in g Ø p. Tag	Kot-N in g Ø pro Tag	N pro 100 g verz. Fu.Tr.S.	Einheiten im Tageskot			Einheiten pro 100 g verz, Fu.Tr.S.		
					Amylase	Lipase	Trypsin	Amylase	Lipase	Trypsin
1	2437	38,82	0,094	0.244	0,005	0,155	n. n.	0 013	0,399	n. n.
2	2623	27,70	0,054	0,195	n. n.	0,015	n. n.	n. n.	0,054	n. n.
3	2368	39,58	0,154	0,463	0,012	0,183	n. n.	0,031	0,464	n. n.
4	2650	36,89	0,181	0,491	0,025	0.178	n. n.	0,069	0,483	n. n.
5	2420	31,19	0,171	0,600	0,004	0,067	0,352	0,013	0,217	1,113
6	2948	24,47	0,136	0,494	0,003	0,018	n. n.	0,013	0,073	n. n.
Mittel der Werte:		33,11	0,132	0,414	0,010 (5)	0,103	0,352 (1)	0,028 (5)	0,282	1,113 (1)

Aus dem Vergleich der in Tab. 1, 2 und 3 wiedergegebenen Versuchsreihen *) geht hervor, daß das Gewicht der Tiere untereinander während der drei Versuchsreihen in relativ engen Grenzen schwankte und eine für Fütterungsversuche günstige Vergleichsbasis gewährte. Dagegen entstand ein unterschiedliches Bild bei den durchschnittlich pro Tag von den Tieren aufgenommenen Futtermengen; hier lag erwartungsgemäß der Eiweiß-Versuch an der Spitze. Wenn man den mit Eiweiß in Form von Sojamehl durchgeführten Versuch als den normalen Verhältnissen nahe liegend betrachtet, wurde in der Fettreihe mit durchschnittlich 33,11 g knapp die Hälfte des „normalen" Verzehrs erreicht, und im Stärke-Versuch lag er mit durchschnittlich 48,06 g etwa in der Mitte beider Versuche. Daß die Eiweißfütterung mit durchschnittlich 0,616 g N im Kot den höchsten Tagesdurchschnitt – auch auf 100 g verzehrte Futtertrockensubstanz bezogen – ergab, war ebenfalls nicht unerwartet. Dagegen überraschen bei

*) Die Zahlen der Tabellen sind auf 3 Dezimalen gekürzt, die Mittelwerte aus 5-stelligen Zahlen berechnet.

praktisch gleichem Tagesdurchschnitt von 0,126 g N bei 40% Stärke (Tab. 1) und 0,132 g N bei einem zu 5% ersetzten Fettanteil (Tab. 2) die aus der unterschiedlichen Futteraufnahme resultierenden Werte pro 100 g verzehrte Futtertrockensubstanz: während sich bei dem Stärkeversuch ein Durchschnitt von 0,284 g N errechnete, lag dieser bei 5% Fett und 35% Stärke wesentlich höher bei 0,414 g N. Diese Ergebnisse verdienen insofern Beachtung, als die Versuche nacheinander mit den gleichen Tieren durchgeführt wurden, und der größte Teil der Tiere immer eine gute Übereinstimmung zeigte (Tab. 1, besonders Kaninchen Nr. 1 bis 5; Tab. 2, besonders Nr. 3 bis 6). Bei den späteren Schlachtversuchen waren die Voraussetzungen für einen solchen Vergleich nicht gegeben, weil dort in den einzelnen Gruppen jeweils andere Tiere zusammengefaßt werden mußten.

Daß nun der mit 40% Stärke durchgeführte Versuch pro 100 g verzehrte Futtertrockensubstanz mit 0,284 g N an den von LOOFGREEN und KLEIBER [38] mit Isotopenmarkierung beim Kalbe gefundenen Wert von 0,27 g N herankommt, ist zwar auffällig, doch fehlen Beweise dafür, diese Übereinstimmung zunächst nicht als rein zufällig zu beurteilen.

Tabelle 3. *Fütterungsversuch mit betontem Eiweißanteil (40% Sojamehl, 40% Holzmehl, 16% Zucker, 4% Mineralstoffe)*

Tier Nr.	Gew. in g	Futterverzehr in g Ø p. Tag	Kot-N in g Ø pro Tag	N pro 100 g verz. Fu. Tr. S.	Einheiten im Tageskot			Einheiten pro 100 g verz. Fu. Tr. S.		
					Amylase	Lipase	Trypsin	Amylase	Lipase	Trypsin
1	2461	62,24	0,530	0,852	n. n.	0,146	n. n.	n. n.	0.235	n. n.
2	2658	68,05	0,522	0,767	0,027	0,240	n. n.	0,040	0,352	n. n.
3	2335	69,40	0,587	0,846	0,035	0,325	n. n.	0,050	0,469	n. n.
4	2718	74,90	0,782	1,044	0,023	0,566	2,673	0,030	0,757	4,418
5	2462	75,49	0,666	0,883	0,008	0,241	2,352	0,011	0,319	3,568
6	2987	73,92	0,612	0,828	0,022	0,327	n, n.	0,030	0,443	n. n.
Mittel der Werte:		70,67	0,616	0,870	0,023 (5)	0,308	2,512 (2)	0,032 (5)	0,429	3,993

Bei den im Tageskot durchschnittlich und auf 100 g verzehrter Futtertrockensubstanz ermittelten *Fermenteinheiten* ließen sich innerhalb der einzelnen Versuchsreihen (Tab. 1 bis 3) mit Ausnahme der Lipase keine hinreichend fundierten wesentlichen Übereinstimmungen herausarbeiten, da sich ein sicherer Amylasennachweis in einigen Fällen nicht und der von Trypsin nur in drei Fällen führen ließ. Man muß deshalb bei der Auswertung der Versuchsergebnisse das Hauptaugenmerk auf das Gesamtbild der Fermentausscheidungen, d. h. auf die Häufigkeit des Erscheinens eines Fermentes im jeweiligen Versuch richten.

In Tabelle 1 ergibt sich an *Einheiten im Tageskot für Amylase* ein Durchschnitt von n. n. bis 0,024 (2), gegenüber Tab. 3 mit n. n. bis 0,023 (5), und in Tab. 2 ein der Tab. 3 ähnliches Resultat von n. n. bis 0,010 (5). Die *Lipasewerte* lagen als Mittel aus allen sechs Ergebnissen in Tab. 1 bei 0,080, in Tab. 2 bei 0,103 und in Tab. 3 bei 0,308 Einheiten. Bei *Trypsin* verlaufen die Werte in gleicher Reihenfolge von n. n. über n. n. bis 0,352 (1), zu n. n. bis 2,512 (2) Einheiten.

Aus diesen Ergebnissen nun eine *Beeinflußbarkeit der Fermentausscheidung* abzuleiten, in dem Sinne, daß z. B. die Stärke-, Fett- oder Eiweißfütterung einen

Einfluß auf die Höhe der betreffenden Fermente im Kot ausgeübt habe, läßt sich, mangels der dafür notwendigen übereinstimmenden Tendenz in den einzelnen Versuchsreihen, nicht ermöglichen. Die Häufigkeit des wahllosen Wechsels von Auftauchen und Fehlen eines Fermentes im Kot des gleichen Tieres bei unterschiedlicher Fütterung könnte man bezüglich der Amylase und des Trypsins als eine Bestätigung dessen erklären, was ROTKY [66] und HIRAYAMA [22] besonders über die Ausscheidung von Amylase feststellten: sie gelangten nämlich zu dem Ergebnis, daß die Ausscheidung von Amylase ganz erheblichen, z. T. sogar täglichen Schwankungen – bis zum Fehlen – unterliegt. Das Gleiche scheint auch für das Trypsin zutreffend zu sein. Lediglich die Lipase nimmt hier eine Sonderstellung ein; denn sie erreichte die höchsten Werte im Eiweiß-Versuch gegenüber den beiden N-freien Versuchen. Es besteht außerdem Anlaß zu der Vermutung, daß ein *relativ hoher Fettanteil* in der Futterration zu einer *Stabilisierung* besonders der Amalysewerte im Kot beiträgt; denn im Fettversuch konnte 5 mal, im Stärkeversuch dagegen nur 2 mal Amylase nachgewiesen werden.

Neben individuellen und zeitlichen Schwankungen kommen also zunächst nur gewisse Einflüsse des Futters auf die Höhe der Lipaseausscheidung und die Stabilisierung der Amylasewerte nach fetthaltiger Fütterung in Betracht.

Daraus erheben sich verschiedene Fragen. Im Vordergrund steht wohl, abgesehen von Einflüssen der Art und Menge des Futters, die Frage, wieweit der Grund für die stark schwankenden Fermentwerte im Kot neben bakterieller Zersetzung in unterschiedlichen *Sekretions- oder Resorptionsverhältnissen* und im Zusammenwirken verschiedener Faktoren zu suchen ist.

II. Der Gehalt an Fermenten und an Stickstoff in verschiedenen Abschnitten des Dünn- und Dickdarms, sowie im Blinddarm und Kot („Schlachtversuche").

Um nun die bei den „Fütterungsversuchen" aufgetauchten Fragen, besonders welche Faktoren die Höhe des Anteils der einzelnen Fermente am DVN zu beeinflussen vermögen, einer Klärung näher zu bringen, wurden die Versuchstiere am Ende eines mit ihnen durchgeführten Fütterungsversuches geschlachtet.

Von den 12 Tieren, die während des Versuchs immer gemeinsam mit einem weiteren, nicht zu den Untersuchungen herangezogenen Tier gehalten waren, kamen je vier in der *Stärke-, Fett- und Eiweiß - G r u p p e* zur Schlachtung. Die am Vortage letztmalig gefütterten Tiere wurden nach Versuchsende morgens um 8,00 Uhr gewogen und getötet. Im Anschluß daran begann unverzüglich das Heraustrennen des gesamten Verdauungstrakts vom Magen bis zum After.

Nach dem unterhalb des Pylorus abgebundenen Magen wurde der Dünndarm in seiner Gesamtlänge bis zur Ileozökalklappe, desgleichen auch Blinddarm und Dickdarm gesondert herausgelöst. Die Messung der Längen des *Dünndarms, Blind- und Dickdarms* geschah in entspanntem Zustand. Entsprechend der am *Dünndarm* gefundenen Gesamtlänge erfolgte eine Teilung *in vier gleiche Abschnitte.* Diese Einteilung fiel immer so aus, daß der Pankreassaft innerhalb der ersten zwei Drittel des 1. Dünndarmabschnittes zufloß; die durchschnittliche Länge der Dünndarmabschnitte betrug 76 cm.

Vom *Blinddarm* kamen entsprechend seiner Füllung die letzten 30 bis 35 cm einschließlich Appendix zur Analyse. Der *Dickdarm* wurde ebenfalls in seiner Gesamtlänge gemessen und eine Teilung gegen Ende des Grimmdarms vorgenommen; denn es war anzunehmen, daß im Dickdarm, besonders im Grimmdarm, außer einer Resorption von Wasser auch eine solche von Fermenten wie auch bakterielle Zersetzung vor sich geht. So kam mit den letzten beiden Abschnitten der Grimm- und Mastdarm zur Analyse.

Der *Inhalt der einzelnen Darmabschnitte* wurde sofort in 100 ccm-Meßkölbchen gestreift und jeder Abschnitt 8 bis 10 mal mit destilliertem Wasser bis zur Klärung nachgespült.

Der für die Fermentbestimmungen verwendete Blinddarm-Appendixteil mußte auf 200 ccm aufgefüllt, der Rest des Blinddarminhalts im Vakuum getrocknet und seine Trokkensubstanz der im Kölbchen gefundenen Menge zugerechnet werden. Für den Dickdarminhalt beider Abschnitte erwies sich als zweckmäßig, diesen zunächst im Mörser zu verreiben, um ihn pipettierbar zu machen. Nach dem Überspülen wurden alle Kölbchen bis zur Marke aufgefüllt und, soweit sie nicht sofort zur Untersuchung kamen, im Kühlschrank unter Toluolzusatz aufbewahrt.

Zur Analyse jedes Abschnittes standen somit insgesamt je 100 ccm (beim Blinddarm 200 ccm) zur Verfügung. Nach Testversuchen konnten bei Festlegung folgender Mengen in den einzelnen Analysengängen gut übereinstimmende Ergebnisse erzielt werden: zweimal je 10 ccm für die Stickstoff-, zweimal je 10 ccm für die Trockensubstanz und der Rest von 60 ccm für die Fermentbestimmungen. Hier erfolgte die nachstehende Aufteilung der gut durchmischten fermenthaltigen Suspension: für Amylase 4 mal je drei ccm, für Lipase 4 mal je 5 ccm und für Trypsin 4 mal je 6 ccm. Vom Blinddarminhalt wurde eine ca. 10 g Trokkensubstanz entsprechende Menge auf 200 ccm aufgefüllt. Vom Frischkot des vorangegangenen Fütterungsversuches wurden aus dem Durchschnitt von drei Tagen 20 g ebenfalls auf 200 ccm aufgefüllt und die gleichen Mengen für die einzelnen Ansätze genommen. Die in den Faeces gefundenen Einheiten unterscheiden sich von den Werten der Tab. 1 bis 3 dadurch, daß sie aus direkten Frischkotaufschwemmungen, jene aber aus Trockenkotzentrifugaten ermittelt wurden und daher, bezogen auf die Kotmenge, wesentlich niedriger liegen.

Unter diesen für alle „Schlachtversuche" einheitlich erweiterten bzw. für den Kot abgeänderten Bedingungen wurde weiter nach dem früher festgelegten Modus verfahren.

Das durch die Schlachtversuche angefallene Zahlenmaterial blieb infolge seines Umfanges und überraschend stark schwankender Werte sehr unübersichtlich. Es sollen nun die Ergebnisse übersichtlich dargestellt werden. Hierfür sei an Hand von *graphischen Darstellungen* (Abb. 1–13) ein Überblick der Verhältnisse in den einzelnen Verdauungsabschnitten und im Kot der Versuchsgruppen gegeben. Während auf der Ordinate der Diagramme die Höhen der erhaltenen Einheiten eingetragen sind, bezeichnet die Abszisse die einzelnen zur Untersuchung gekommenen Abschnitte einschließlich den Kot. Eine zusammenfassende Übersicht über die in jenen Diagrammen verwendeten Werte sei dann in den *im Text eingefügten Tabellen der Gruppendurchschnitte* gegeben.

In den folgenden Diagrammen ist in Abb. 1 bis 3 der Anteil der Trypsineinheiten, in 4 bis 6 der der Amylaseeinheiten und in 7 bis 9 der Lipaseeinheiten in 100 g Trockensubstanz der untersuchten Proben bei den einzelnen Tieren der Stärke-, Fett- und Eiweiß-Gruppe dargestellt. Die Auswertung

Tabelle 4. *Kaninchenschlachtversuch: Kaninchen Nr. 1 Stärke-Gruppe (40% Stärke)*

Untersuchter Abschnitt	Amylase	Lipase	Trypsin	Gesamtmenge in g		Einheiten in 100 g Tr. S.			Stickstoff in 100 g Tr. S.
				Stickstoff	Tr. Subst.	Amylase	Lipase	Trypsin	
1. Dünndarm	0,127	0,241	n. n.	0,115	1,04	12,249	23,263	n. n.	11,092
2. Dünndarm	0,170	0,342	1,762	0,126	1,38	12,354	24,836	127,739	9,171
3. Dünndarm	0,207	0,493	3,124	0,078	1 31	15,828	37,707	238,540	5,985
4. Dünndarm	0,116	0,201	3,044	0,043	0,70	16,678	28,802	434,970	6,160
Dünndarm insgesamt	0,621	1,280	7,932	0,363	4,43	14,040	28,900	179,064	8,204
Dünndarm pro 100 g Fu. Tr. S.	1,327	2,731	16,924	0,775					
Blinddarm	0,433	3,779	13,637	1,194	26,75	1,619	14,129	50,980	4,467
1. Dickdarm	0,593	1,098	2,884	0,115	4,02	14,767	27,333	71,760	2,870
2. Dickdarm	0,160	1,018	0,801	0,037	5,38	2,977	18,925	14,890	0,697
Dickdarm insgesamt	0,753	2,116	3,685	0,152	9,40	8,019	22,520	39,210	1,626
Dickdarm pro 100 g Fu. Tr .S.	1,608	4,516	7,864	0,326					
Frischkot ∅ pro Tag	0,261	1,909	6,347	0,142	20,41	1,282	9,357	31,101	0,696
Einheiten-N-Menge pro Tag .	0,002	0,044	0,003	0,050					
Frischkot ∅ pro 100 g Fu.Tr. S.	0,558	4,074	13,543	0,302					
Einheiten-Menge p. 100 g Fu.TrS.	0,006	0,095	0,006	0,107					

der Versuchsergebnisse in dieser Form gestattet eine Übersicht darüber, welche individuellen Unterschiede innerhalb der einzelnen Versuchsgruppen bei gleicher Fütterung aufgetreten sind, zum anderen, in welchem Maße der Anteil jedes Fermentes durch die Art des Futters beeinflußt werden und zum Kot hin abnehmen kann.

Die in den graphischen Darstellungen und Tabellen angegebenen Werte sind aus 12 großen Tabellen zusammengestellt, die die Untersuchungsergebnisse bei den einzelnen Versuchstieren enthalten. Als Beispiel sei nur eine dieser Tabellen angeführt *). Es handelt sich um die Versuchsergebnisse vom *Schlachtversuch mit Kaninchen Nr. 1 der Stärke-Gruppe:*

1. Der Trypsinanteil nach betonter Kohlenhydrat-, Fett- und Eiweißfütterung

Tabelle 5. *Trypsin-Einheiten im Gruppendurchschnitt in 100 g Trockensubstanz*

Unters.-Abschnitt	Stärke-Gruppe (Abb. 1)	Fett-Gruppe (Abb. 2)	Eiweiß-Gruppe (Abb. 3)
1. Dünndarm	0—∅ 512,33 (2)	n. n.	482,61
2. Dünndarm	0—∅ 192,60 (3)	184,22	437,83
3. Dünndarm	453,10	214,36	566,59
4. Dünndarm	522,25	0—∅ 240,86 (3)	656,08
Blinddarm	56,46	30,21	30,15
1. Dickdarm	64,78	0— 38,88 (1)	0—∅ 62,69 (2)
2. Dickdarm	0— 14,89 (1)	0— 36,64 (1)	0— 30,47 (1)
Kot	0—∅ 20,12 (3)	n. n.	0—∅ 12,16 (2)

Es soll nun hier zunächst in den *Abb. 1 bis 3* und der zusammenfassenden *Tabelle 5* der *Trypsinanteil* in 100 g Trockensubstanz für die einzelnen Versuchsgruppen gegenübergestellt werden. Erwartungsgemäß lag hier im *1. Dünndarmabschnitt* die Eiweiß-Gruppe (Abb. 3) mit durchschnittlich 482,61 Einheiten bei allen Tieren sehr hoch. Bei Stärkefütterung (Abb. 1) konnten dagegen nur in zwei Fällen Werte mit einem Mittel von 512,33 Einheiten erreicht werden, während in den übrigen beiden Fällen ebenso wie in der gesamten Fett-Gruppe (Abb. 2) kein Trypsin zu finden war. Da im 1. Dünndarmabschnitt in der Stärke-Gruppe in zwei Fällen kein, in der Eiweiß-Gruppe dagegen in allen Fällen Trypsin in großer Menge nachgewiesen werden konnte, deuten diese Ergebnisse für Trypsin in der Eiweiß-Gruppe in Richtung auf die von PAWLOW und seinen Schülern [59] gefundene Anpassungsfähigkeit der Pankreassekretion an die Art der aufgenommenen Nahrung.

Mit Ausnahme der Fett-Gruppe bleiben, wie aus Abb. 1 bis 3 und Tab. 5 hervorgeht, im *2. Dünndarmabschnitt* die Trypsinwerte in der Stärke-Gruppe noch relativ schwach, in der Eiweiß-Gruppe verringern sie sich nur wenig, um über

*) Die 11 weiteren Tabellen sind enthalten in: H. GERICKE, Bestimmung von Amylase, Lipase, Trypsin im Darminhalt und in den Faeces von Kaninchen bei verschiedener Fütterung und über den Anteil aus Fermentstickstoff am Darmverlust-Stickstoff. Diss der Landw. Gärtn. Fakultät der Humboldt-Universität Berlin 1955.

den 3. und 4. Abschnitt auf die höchsten Werte anzusteigen. Während die Fett-Gruppe in den letzten beiden Abschnitten bei weitem nicht die Hälfte der Eiweiß-Gruppe erreicht, kommt die Stärke-Gruppe wesentlich näher an die Eiweiß-Gruppe heran. Im *Blinddarm* jedoch beträgt der Trypsinanteil an der Trockensubstanz bei der Stärke-Gruppe fast das Doppelte der Eiweiß-Gruppe, und die Fett-Gruppe liegt mit dieser gleich hoch. Im *1. Dickdarmabschnitt* liegen

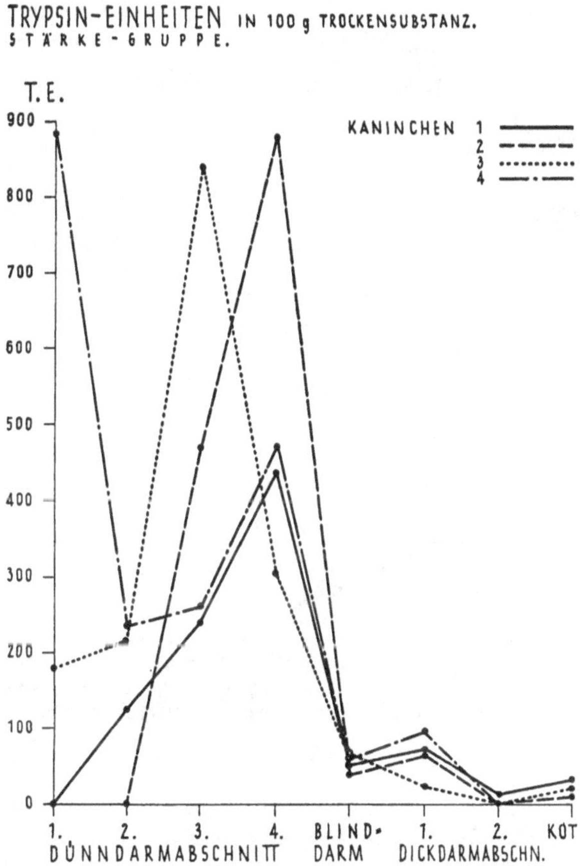

Abb. 1.

wieder Eiweiß- und Stärke-Gruppe fast auf gleicher Höhe, doch hat die Eiweiß-Gruppe zweimal eine Trypsinreaktion vermissen lassen. Zum *2. Dickdarmabschnitt* hin ist in allen Fällen eine Abnahme des Trypsins zu verzeichnen, die sich im Kot dann darin ausdrückt, daß die Stärke-Gruppe einen größeren, im 1. Dickdarmabschnitt noch nicht so klar zutage getretenen Vorsprung gegenüber der Eiweiß-Gruppe gewinnt; denn bei der Stärke-Gruppe ermitteln sich (bei einer Fehlreaktion) 20,12 Trypsineinheiten, während sich in der Eiweiß-Gruppe nur

12,16 Einheiten (bei zwei Fehlreaktionen) ergeben. Die Kotuntersuchungen in der Fett-Gruppe führten in keinem Falle zu einem Trypsinnachweis.

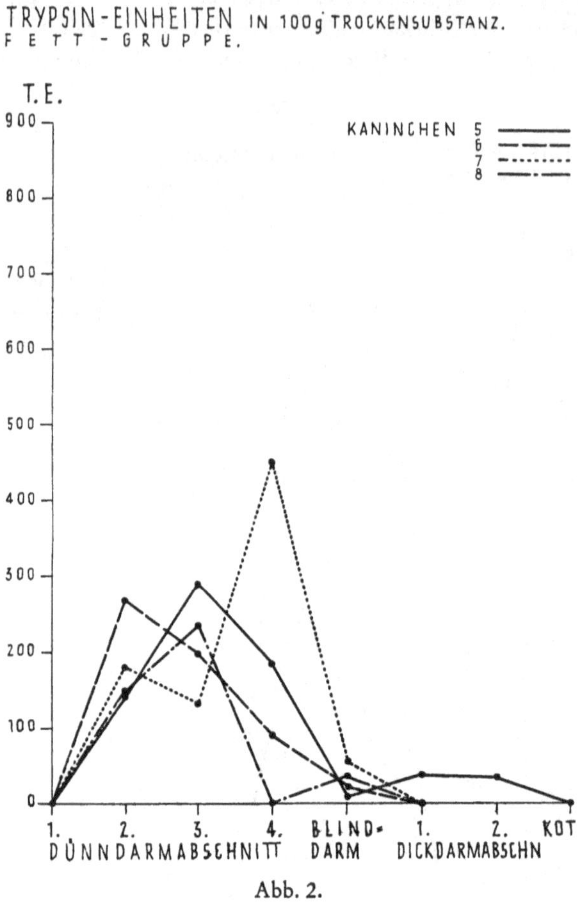

Abb. 2.

Tabelle 6. *Amylase-Einheiten im Gruppendurchschnitt in 100 g Trockensubstanz*

Unters.-Abschnitt	Stärke-Gruppe (Abb. 4)	Fett-Gruppe (Abb. 5)	Eiweiß-Gruppe (Abb. 6)
1. Dünndarm	22,96	9,15	20,42
2. Dünndarm	16,90	11,02	21,25
3. Dünndarm	21,21	11,94	46,30
4. Dünndarm	43,66	8,54	43,00
Blinddarm	1,13	0,63	0,20
1. Dickdarm	5,83	1,42	0—∅ 1,21 (3)
2. Dickdarm	0—∅ 2,02 (3)	0—∅ 0,87 (3)	0— 0,55 (1)
Kot	0—∅ 1,07 (2)	0—∅ 0,47 (3)	0— 0,18 (1)

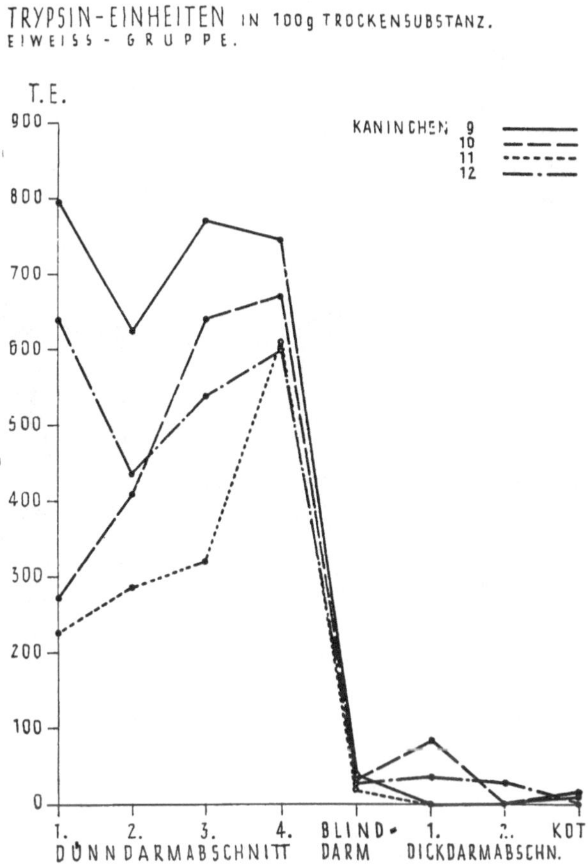

Abb. 3.

2. *Der Amylaseanteil nach betonter Kohlenhydrat-, Fett und Eiweißfütterung*

Die *Abb. 4 und 5* und *Tab. 6* skizzieren die für *Amylase* in den einzelnen Abschnitten auf 100 g Trockensubstanz berechneten Einheiten. Der Vergleich aller Abschnitte des 1. Dünndarmanteils bei den Amylaseeinheiten läßt hinsichtlich des Einflusses der Stärkefütterung auf die Pankreassekretion keine so gut fundierte Schlußfolgerung wie bei den Trypsinkurven zu; denn im Durchschnitt liegen die Amylaseeinheiten in der Stärke-Gruppe nur um 2,61 höher als in der Eiweiß-Gruppe (Tab. 6). In der Fett-Gruppe ließen sich zwar schon im 1. Dünndarmabschnitt gute Werte titrieren, doch erreichten diese nur knapp 50% der in den anderen Gruppen erhaltenen Einheiten.

Im 2. Dünndarmabschnitt zeichnen sich in der Eiweiß- und Stärke-Gruppe (Abb. 6 u. 4) größere individuelle Unterschiede ab. Im 3. Abschnitt steigt die Kurve der Stärke-Gruppe nur etwas, bei der Eiweiß-Gruppe dagegen auf das Doppelte an, was bei der Stärke-Gruppe allerdings zum 4. Abschnitt hin nachgeholt wird. Da die Eiweiß-Gruppe auch im 4. Abschnitt etwa die Höhe des 3.

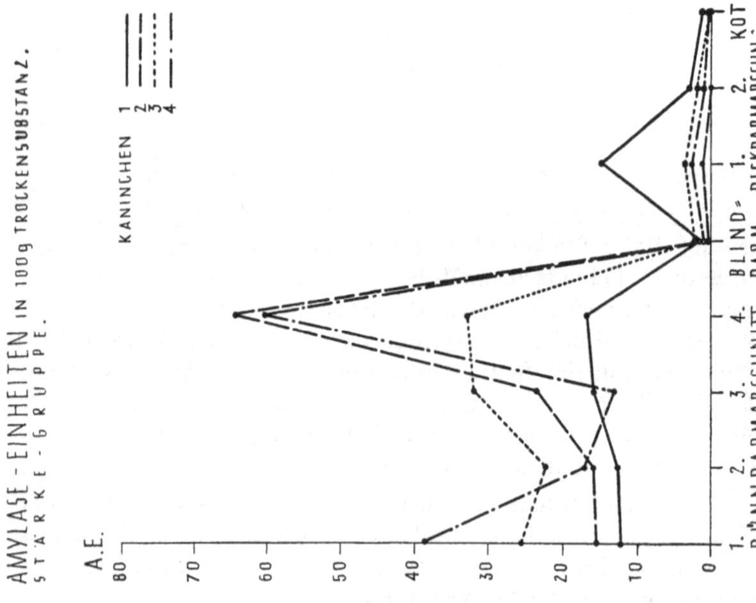
AMYLASE - EINHEITEN IN 100g TROCKENSUBSTANZ.
STÄRKE - GRUPPE.
A.E.
80
70
60
50
40
30
20
10
0
KANINCHEN 1 2 3 4
1. 2. 3. 4.
DÜNNDARMABSCHNITT
BLIND= DARM
1. 2.
DICKDARMABSCHN.
KOT

Abb. 4.

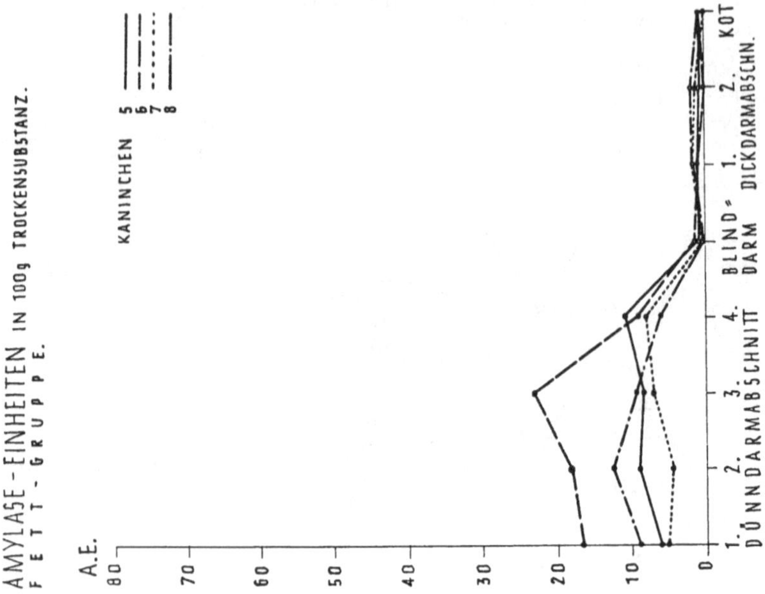
AMYLASE - EINHEITEN IN 100g TROCKENSUBSTANZ.
FETT - GRUPPE.
A.E.
80
70
60
50
40
30
20
10
0
KANINCHEN 5 6 7 8
1. 2. 3. 4.
DÜNNDARMABSCHNITT
BLIND= DARM
1. 2.
DICKDARMABSCHN.
KOT

Abb. 5.

beibehält, stehen am Ende des Dünnndarms beide Sekretionskurven wieder auf gleicher Höhe. Die Fett-Gruppe weist demgegenüber in allen Abschnitten die gleiche Konzentration auf; ihre Menge liegt weit unter der in den anderen Gruppen erreichten.

Im Blinddarm zeigen sich im Verhalten der drei Gruppen noch markantere Unterschiede, da bei der Eiweiß-Gruppe die niedrigsten und bei der Stärke-Gruppe die höchsten Amylasewerte auftauchen, während die Fett-Gruppe in der Mitte liegt (siehe auch Tab. 6). Die Eiweiß-Gruppe erscheint mit besonders schwachen Amylaseanteilen.

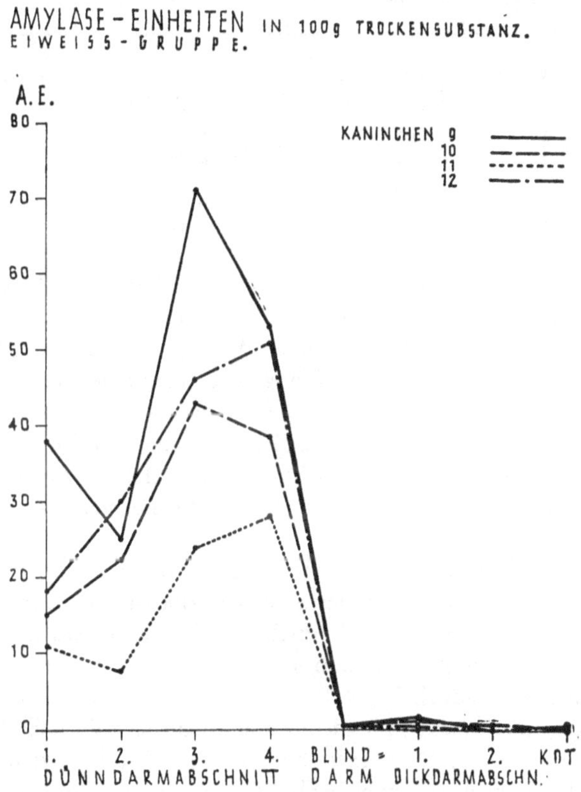

Abb. 6.

Im Vergleich zum entsprechenden Abschnitt über die Trypsinuntersuchungen (Abb. 1 bis 3) erbringt bei Amylase der 1. Dickdarmabschnitt eine noch klarere Tendenz: die Stärke-Gruppe (Abb. 4) dominiert allgemein, während die Eiweiß-Gruppe, bei einem negativen Ergebnis, fast ein gleiches Mittel der Werte mit denen der Fett-Gruppe (Tab. 6) hält. Die durchschnittlich auch im 2. Dickdarmabschnitt über den anderen Gruppen liegenden Einheiten der Stärke-Gruppe drücken sich auch im höheren Ergebnis der Kotanalysen aus. Die Fett-Gruppe

(Abb. 5) zeigt im Kot eine auffällige Konstanz der in drei Fällen ermittelten Amylaseeinheiten (0,46, 0,47 und 0,48), während diese in der Eiweiß- und Stärke-Gruppe größeren Schwankungen bis zum Fehlen unterliegen. Überhaupt zeigt die Fett-Gruppe in den Amylaseeinheiten vom 4. Dünndarmabschnitt bis zum Kot einen fast übereinstimmenden Kurvenverlauf.

3. Der Lipaseanteil nach betonter Kohlenhydrat-, Fett- und Eiweißfütterung

Tabelle 7. *Lipase-Einheiten im Gruppendurchschnitt in 100 g Trockensubstanz*

Unters.-Abschnitt	Stärke-Gruppe (Abb. 7)	Fett-Gruppe (Abb. 8)	Eiweiß-Gruppe (Abb. 9)
1. Dünndarm	54,14	n. n.	0—∅ 45,59 (3)
2. Dünndarm	43,68	0—∅ 47,10 (3)	76,16
3. Dünndarm	60,43	42,39	132,99
4. Dünndarm	0—∅ 61,47 (3)	0—∅ 28,16 (3)	104,06
Blinddarm	20,07	18,61	26,19
1. Dickdarm	32,47	25,96	21,72
2. Dickdarm	21,86	9,57	15,27
Kot	7,85	6,94	11 46

Die *Abb.* 7 *bis* 9 und *Tab.* 7 geben einen Abriß über den Anteil der *Lipaseeinheiten* in den Darmabschnitten. Schon im ersten Abschnitt kommt es zu einer Überraschung, denn in der Fett-Gruppe (Abb. 8) wurde bei allen Tieren die Lipase vermißt. Da auch in den Trypsinuntersuchungen in der Fett-Gruppe (Abb. 2) nur Fehlreaktionen zu verzeichnen und die Amylasewerte (Abb. 5) stark gedrückt waren, muß angenommen werden, daß der Fettanteil in der Futterration einen hemmenden Einfluß auf die innerhalb des 1. Dünndarmabschnittes liegende Pankreassekretion, wenn nicht gar auf die Fermentsekretion überhaupt ausübt.

Gegenüber der Eiweiß-Gruppe (Abb. 9) behält die Stärke-Gruppe im 1. Abschnitt des Dünndarms zwar die höheren Werte, doch ändert sich dies zugunsten der Eiweiß-Gruppe in den weiteren Abschnitten. In den beiden N-freien Gruppen blieb in der Fett-Gruppe im 2. und 4. und in der Stärke-Gruppe im 4. Dünndarmabschnitt die Lipasereaktion gelegentlich aus. Besonders sei auf das weit aus dem Rahmen der Gruppe fallende Verhalten des Kaninchens Nr. 3 (Abb. 7) bei den Lipaseeinheiten im Dünndarm hingewiesen. Jedoch erzielte im 4. Dünndarmabschnitt die Eiweiß-Gruppe (Abb. 9) den weitaus größeren Durchschnitt gegenüber der Stärke-Gruppe, wohingegen die Fett-Gruppe nur knapp die Hälfte der Stärke-Gruppe erreichte (siehe auch Tab. 7).

In dieser Versuchsreihe war im *Blinddarm* in den 3 Gruppen ein wenig abweichendes Mittel zu verzeichnen (Tab. 7). Im *1. Dickdarmabschnitt* steht dann die Stärke-Gruppe an der Spitze der Werte, sie hat außerdem keine so sprunghafte Verringerung des Lipaseanteils vom 4. Dünndarmabschnitt her erfahren wie die Eiweiß-Gruppe. Zum *2. Dickdarmabschnitt* fällt dann die Fett-Gruppe im Durchschnitt am stärksten ab, die Stärke-Gruppe weniger und am wenigsten die Eiweiß-Gruppe.

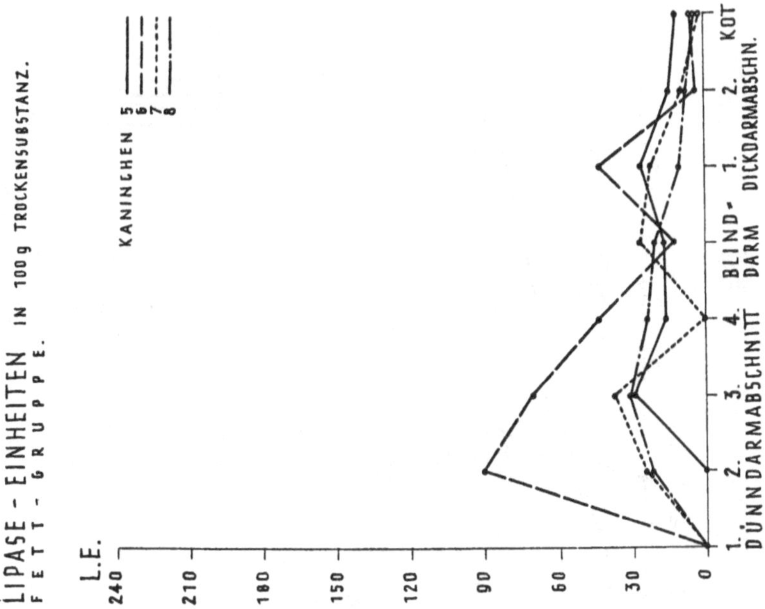
LIPASE - EINHEITEN IN 100 g TROCKENSUBSTANZ.
FETT - GRUPPE.
L.E.
240
210
180
150
120
90
60
30
0
KANINCHEN 5
6
7
8
1.
2.
3.
4.
DÜNNDARMABSCHNITT
BLIND-
DARM
1.
2.
DICKDARMABSCHN.
KOT

Abb. 8

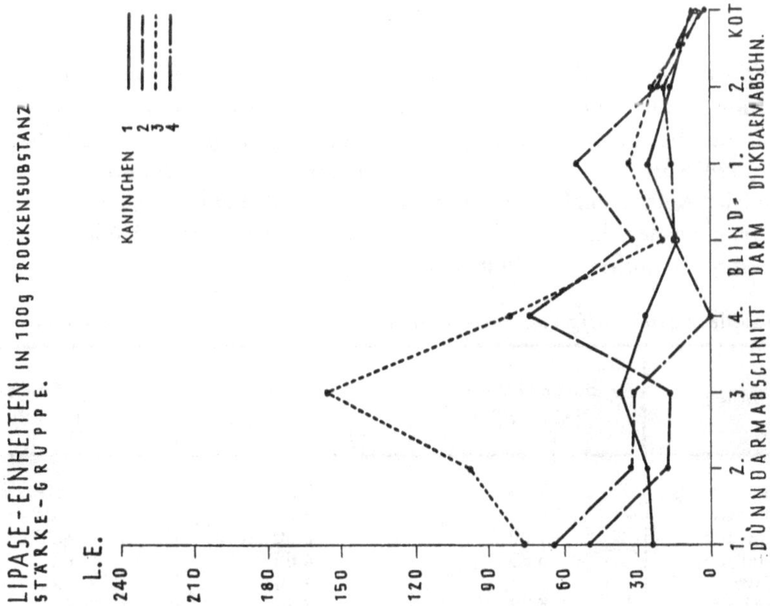
LIPASE-EINHEITEN IN 100 g TROCKENSUBSTANZ
STÄRKE-GRUPPE.
L.E.
240
210
180
150
120
90
60
30
0
KANINCHEN 1
2
3
4
1.
2.
3.
4.
DÜNNDARMABSCHNITT
BLIND-
DARM
1.
2.
DICKDARMABSCHN.
KOT

Abb. 7.

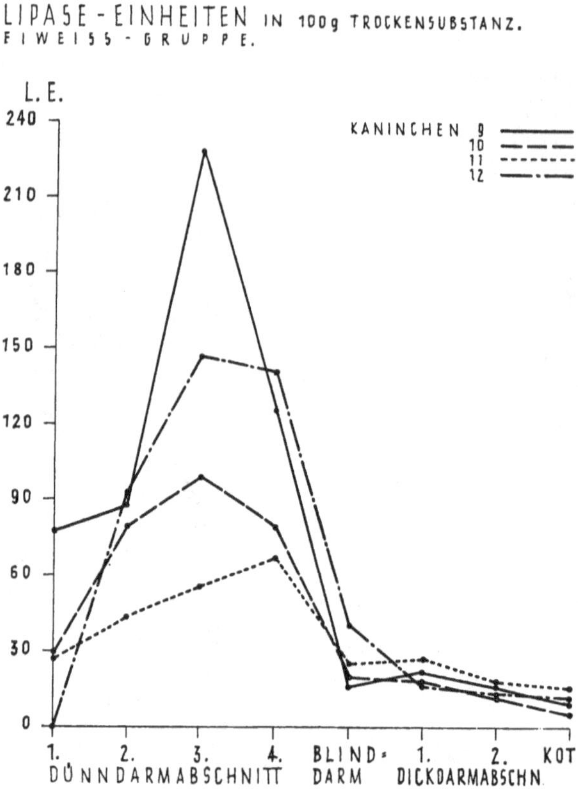

Abb. 9.

4. Der Stickstoffanteil nach betonter Kohlenhydrat-, Fett- und Eiweißfütterung

Im Hinblick auf die Feststellung des Ferment-Stickstoffanteils am DVN wurde nicht nur der Fermentgehalt, sondern auch die *prozentuale Abnahme des Stickstoffs in den einzelnen untersuchten Abschnitten* verfolgt. Dadurch bestand die Möglichkeit, Anhaltspunkte zu erhalten, ob die Abnahme an Fermenten mit einer Abnahme des Stickstoffs einhergeht, und welche Unterschiede in den einzelnen Gruppen auftreten können.

Tabelle 8. *Stickstoffgehalt im Gruppendurchschnitt in 100 g Trockensubstanz*

Unters.-Abschnitt	Stärke-Gruppe (Abb. 10)	Fett-Gruppe (Abb. 11)	Eiweiß-Gruppe (Abb. 12)
1. Dünndarm	7,84	7,87	10,18
2. Dünndarm	9,01	7,33	9,34
3. Dünndarm	7,69	5,52	8,13
4. Dünndarm	6,35	4,68	6,01
Blinddarm	5,01	4,26	5,62
1. Dickdarm	3,72	2,74	4,17
2. Dickdarm	1,12	0,91	1,21
Kot	0,92	0,78	1,28

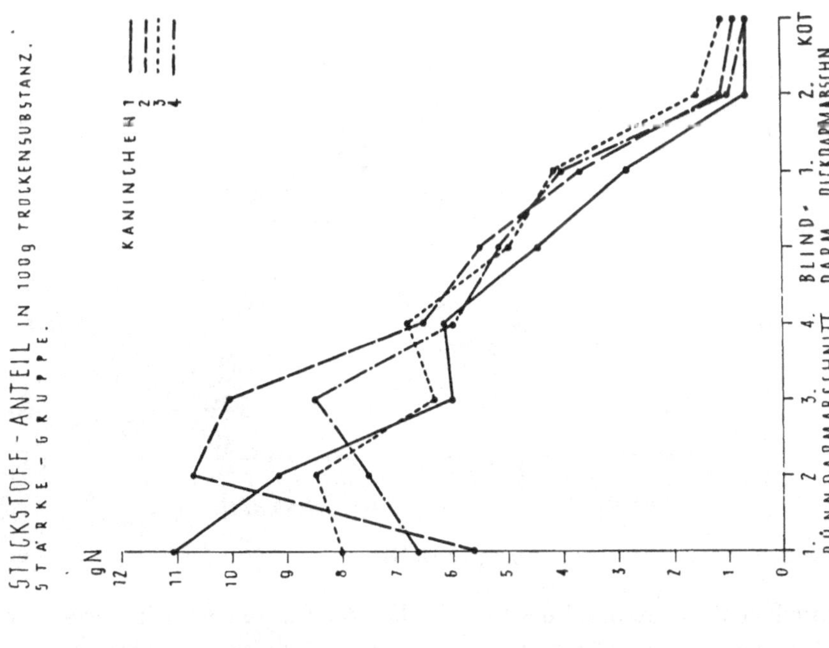
STICKSTOFF - ANTEIL IN 100 g TROCKENSUBSTANZ.
STÄRKE - GRUPPE.
KANINCHEN 1
2
3
4
gN
12
11
10
9
8
7
6
5
4
3
2
1
0
1. 2 3. 4. DÜNNDARMABSCHNITT
BLIND- DARM
1. 2. DICKDARMABSCHN
KOT

Abb. 10.

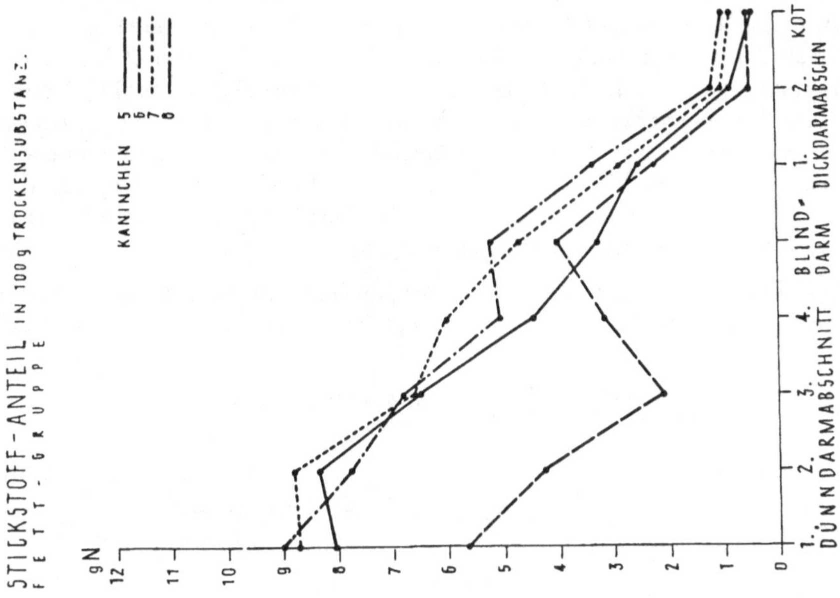
STICKSTOFF - ANTEIL IN 100 g TROCKENSUBSTANZ.
FETT - GRUPPE
KANINCHEN 5
6
7
8
gN
12
11
10
9
8
7
6
5
4
3
2
1
0
1. 2. 3. 4. DÜNNDARMABSCHNITT
BLIND- DARM
1. 2. DICKDARMABSCHN
KOT

Abb. 11.

Wenn man den *Stickstoffanteil der einzelnen Versuchsgruppen* an Hand der *Abb. 10 bis 12* und der *Tab. 8* (auch Abb. 13) verfolgt, ist in allen Versuchen eine gleiche Tendenz zu erkennen: die Kurven erreichen im 1. oder im 2. Dünndarmabschnitt ihren höchsten Wert und fallen stetig bis zum 2. Dickdarmabschnitt ab. Die generelle Linie beim Stickstoff verläuft also wesentlich anders als bei den Fermenteinheiten in 100 g Trockensubstanz, wo mit dem 3. Abschnitt allgemein eine bis zum 4. bestehen bleibende Erhöhung der Fermentanteile einsetzte. Der Unterschied in der Höhe der Stickstoffwerte ist dagegen in der Eiweiß- und Stärke-Gruppe gegenüber der Fett-Gruppe bei weitem nicht so hervorstechend wie bei den Fermentanalysen.

Im Einzelnen liegen im 1. Dünndarmabschnitt die Stickstoffmengen in der Eiweiß- und Fett-Gruppe (Abb. 12 u. 11) bereits sehr hoch; der hier erreichte

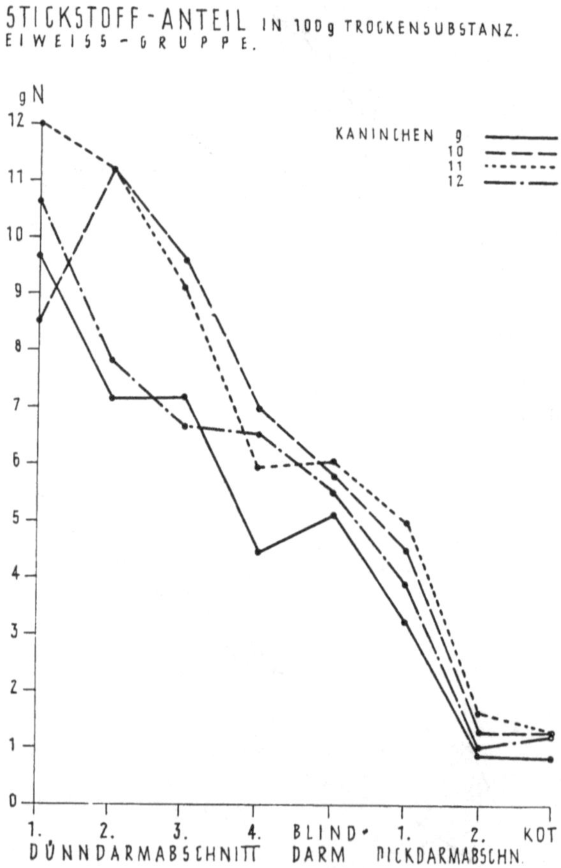

Abb. 12.

Stickstoffanteil ist im Mittel der höchste aller Abschnitte innerhalb der Versuchsgruppen. Die Stärke-Gruppe weicht insofern ab, als der Spitzenwert erst im

2. Dünndarmabschnitt auftritt. Bemerkenswert ist, daß der Stickstoffanteil der Stärke- mit der Fett-Gruppe im 1. Dünndarmabschnitt praktisch gleich ist. Die Stärke- und Eiweiß-Gruppe dagegen nehmen erst im 2. Dünndarmabschnitt die gleiche Höhe ein, um dann fast übereinstimmend bis zum 4. Dünndarmabschnitt abzunehmen.

Der relativ *hohe Stickstoffanteil im Blinddarm* ist wohl auf den für diesen charakteristischen Bakteriengehalt zurückzuführen. Die Fett-Gruppe weist auch hier (Abb. 13) den niedrigsten Stickstoffgehalt auf, was bis zum Kote hin bestehen bleibt.

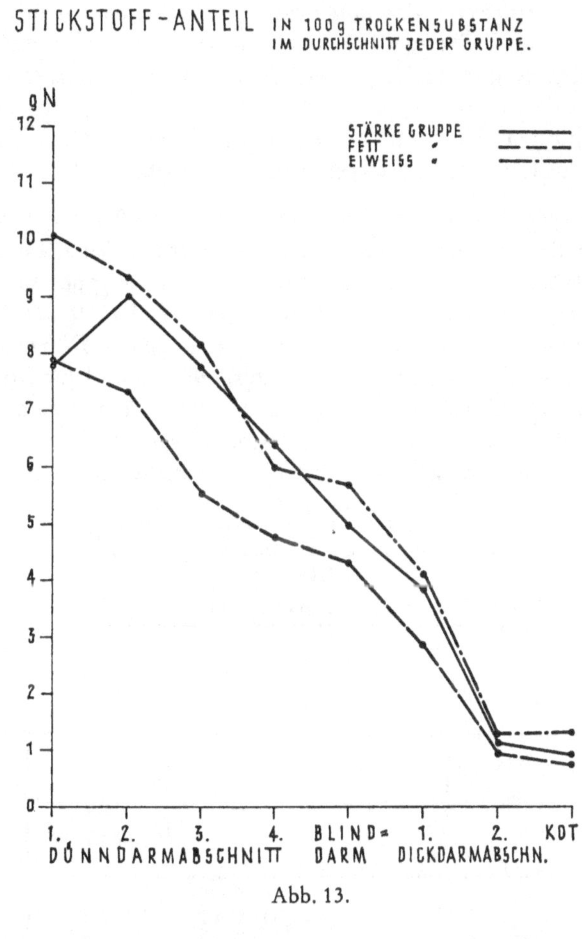

Abb. 13.

Vom 1. zum 2. Dickdarmabschnitt nimmt der Stickstoffanteil dann in allen Gruppen um etwa zwei Drittel ab. Vom 2. Dickdarmabschnitt ändern sich die Stickstoffwerte zum Kot hin nicht mehr wesentlich. In der Fett-Gruppe läßt sich in diesem aus den Stickstoffwerten ein Mittel von 0,78 g N (Tab. 8) ersehen, bei der Stärke-Gruppe von 0,92 g, in der Eiweiß-Gruppe von 1,28 g N. Die hier erhaltenen Resultate zeigen nun, daß die Kot-Stickstoffmenge bei 40⁰/oigem

Stärkeanteil in der Futterration höher liegt als bei 5% Fett, und zwar beträgt die Differenz durchschnittlich 0,14 g N.

5. Fermentsekretion und Fermentausscheidung in den Faeces bei unterschiedlicher Fütterung

Um das dieser Arbeit gestellte Ziel, die Bestimmung des Ferment-Stickstoffanteils der drei hauptsächlichen Verdauungsfermente Amylase, Lipase und Trypsin im Kot weitestgehend zu erreichen, wurde auch den Ursachen für die unterschiedliche Fermentausscheidung nachgegangen. Wie sich herausstellte, war ihr Anteil an der Trockensubstanz in den Darmabschnitten bzw. Kotproben sehr unterschiedlich. *Starke Fermentsekretion im Darm hatte ebenso wenig unbedingt hohe Kotfermentwerte zur Folge, wie schwache Sekretion* als alleinige Ursache *für geringe* oder ausbleibende Fermentreaktionen im Kot verantwortlich zu machen war. Hier greifen vielmehr *individuelle Verschiedenheiten* wechselvoll ineinander.

Mit den in diesem Abschnitt vorgesehenen Tabellen sollen die bereits geschilderten und weitere Versuchsergebnisse zusammengestellt werden.

a) Die Fermentmengen im Dünndarm bei unterschiedlicher Fütterung

Da sich bezüglich der im Dünndarm bei unterschiedlicher Fütterung vorgefundenen Fermentmengen sowohl Unterschiede von Gruppe zu Gruppe, wie auch von Tier zu Tier abzeichneten, wurden in den *Tab. 9 bis 11* die *im gesamten Dünndarm* der untersuchten Tiere gefundenen *Fermenteinheiten an Amylase, Lipase und Trypsin* gruppenweise zusammengestellt und die erhaltenen Mengen *zum Tagesfutterverzehr in Beziehung gesetzt.* Aus diesem Zahlenmaterial bleiben sowohl in der absoluten Sekretionsmenge als auch auf 100 g verzehrte Futtertrockensubstanz z. T. starke individuelle Schwankungen unverkennbar.

Tabelle 9. *Fermenteinheiten: Dünndarm insgesamt und auf 100 g verzehrte Futtertrockensubstanz*

Stärke-Gruppe

Ferment im Dünndarm insgesamt	Kaninchen 1	Kaninchen 2	Kaninchen 3	Kaninchen 4	Durchschnitt der Gruppe
Amylase	0,621	0,652	0,734	0,574	0,645
Lipase	1,280	1,021	2,731	0,574	1,401
Trypsin	7,932	5,632	9,855	7,447	7,717
Ferment auf 100 g verz. Futter-Tr.S.	**1**	**2**	**3**	**4**	**Durchschnitt der Gruppe**
Amylase	1,327	2,563	2,025	1,940	1,964
Lipase	2,731	4,013	7,536	1,941	4,055
Trypsin	16,924	22,140	27,187	25,161	22,853

Die Stärke-Gruppe (Tab. 9) zeigt zwar der Eiweiß-Gruppe (Tab. 11) gegenüber in den absoluten Werten im Mittel den geringeren *Amylasegehalt,* doch erreicht sie dann bezogen auf 100 g verzehrte Futtertrockensubstanz den höchsten aller Gruppendurchschnitte. Dieses Ergebnis kann, zumal die Stärke in einer N-freien Ration verfüttert wurde, dafür sprechen, daß ihre *Verfütterung einen Einfluß auf die Sekretion von Amylase* hervorgerufen hat, und daß die Tiere hinsichtlich ihrer vorwiegenden Ernährungsbasis über einen besonders gut ansprechenden Sekretionsmechanismus verfügen; d. h. für das herbivore, hauptsächlich auf Kohlenhydratnahrung angewiesene Kaninchen könnte durchaus die *Amylasesekretion im Vordergrund* stehen. Auf diese Deutung der Versuchsergebnisse soll bei der Diskussion der Kotfermente noch weiter eingegangen werden.

Tabelle 10. *Fermenteinheiten: Dünndarm insgesamt und auf 100 g verzehrte Futtertrockensubstanz*

Fett-Gruppe

Ferment im Dünndarm insgesamt	Kaninchen 5	6	7	8	Durchschnitt der Gruppe
Amylase	0,480	0,759	0,194	0,361	0,449
Lipase	0,866	2,667	0,727	0,906	1,292
Trypsin	10,245	7.131	5,287	4,443	6,777

Ferment auf 100 g verz. Futter-Tr.S.	Kaninchen 5	6	7	8	Durchschnitt der Gruppe
Amylase	1,036	2,438	1,641	1,313	1.607
Lipase	1.908	8,561	6,149	3,496	5,029
Trypsin	22,567	22,885	44,695	17,135	26.820

In einer neueren Arbeit hatte MERTEN[49] festgestellt, daß der *Trypsingehalt* im Pankreassaft einen deutlichen Parallelismus mit dem Lipase- und Amylasegehalt aufweist. In überraschender Weise war diese Beziehung auch in den vorliegenden Untersuchungen sogar innerhalb der im gesamten Dünndarm enthaltenen Fermentmengen, wie aus den Zahlen der Eiweiß-Gruppe (Tab. 11) hervorgeht, eindeutig in Erscheinung getreten.

Als weitere Tatsache offenbaren die Tab. 9 bis 11, daß man bei den Sekretionsverhältnisssen der einzelnen Tiere klare Unterschiede erkennen kann. Die Tiere der Eiweiß-Gruppe (Tab. 11), und zwar hervorstechend bei Kaninchen Nr. 12 gegenüber Nr. 11, zeigen dies sehr deutlich. Wenn man auch unterstellen darf, daß weder Kaninchen Nr. 11 noch 12 betreffs der Fermentsekretion als „normale Tiere“ anzusprechen sind, so bleibt doch ein wesentlicher Unterschied – auch den anderen gegenüber – unverkennbar. Geht man z. B. bei einem Vergleich von Kaninchen Nr. 11 aus und setzt die auf 100 g verzehrte Trockensubstanz erhaltenen Werte an den einzelnen Fermenten = 100, so würde sich bei Nr. 12 im Dünndarm eine Abscheidung von 202,95% Amylase, 196,75% Lipase und 146,72% Trypsin gegenüber Nr. 11 errechnen.

Tabelle 11. *Fermenteinheiten: Dünndarm insgesamt und auf 100 g verzehrte Futtertrockensubstanz*

Eiweiß--Gruppe

Ferment im Dünndarm insgesamt	Kaninchen 9	10	11	12	Durchschnitt der Gruppe
Amylase	1,104	1,027	0,557	1,324	1,003
Lipase	3,045	2,435	1,546	3,673	2,675
Trypsin	18,246	17,214	11,264	19,331	16,515

Ferment auf 100 g verz. Futter-Tr.S.	Kaninchen 9	10	11	12	Durchschnitt der Gruppe
Amylase	1,554	1,368	0,934	1,896	1,443
Lipase	4,287	3,244	2,673	5,260	3,866
Trypsin	25,692	22,937	18,867	27,682	23,794

Obwohl dieses Ergebnis hier lediglich an Kaninchen belegt wird, darf wohl gefolgert werden, daß bei allen Tierarten ein *Unterschied zwischen „fermentschwachen" und „fermentstarken"* Tieren gemacht werden kann.

b) Die Abnahme des Fermentanteils vom Dünndarm über Blinddarm und Dickdarm zum Kot

Die im Abschnitt II (1–3) beschriebenen Versuche gaben einen Einblick, wie unterschiedlich die Anteile der Fermente in den einzelnen Abschnitten sein können. Die individuellen Verschiedenheiten gingen soweit, daß in einer Gruppe ein Tier seine höchsten Fermentmengen bereits im 1. Abschnitt des Dünndarms sezernierte, ein anderes der gleichen Gruppe dagegen erst im 3. oder 4. Abschnitt.

Um trotz dieser Abweichungen eine generelle Linie in die in den Abb. 1 bis 9 dargestellten Sekretionsverhältnisse zu bekommen und die Veränderungen des Fermentanteils an der Trockensubstanz in den drei Hauptdarmabschnitten bis zum Kot auf eine allgemeine Tendenz zurückführen zu können, wurden analog zu den Abb. 1 bis 9 die gesamten *Hauptabschnitte der Schlachtversuche* in den Tab. 12 bis 20 zusammengefaßt. Am Ende der Tabellen ist angegeben, wieviel Prozent der im Dünndarminhalt auf 100 g Trockensubstanz entfallenden Einheiten noch in 100 g Trockensubstanz des Kotes aufgefunden werden konnten.

Tabelle 12. *Trypsin-Einheiten in 100 g Trockensubstanz* (Stärke-Gruppe)

Kaninchen Nr.	Dünndarm	Blinddarm	Dickdarm	Kot	Ausscheidung in % der Dünndarmkonzentration
1	179,06	50,98	39,21	31,10	17,37
2	188,38	39,67	32,67	10,84	5,75
3	371,91	67,95	11,84	18,43	4,96
4	366,88	67,22	50,49	n. n.	—

Tabelle 13. *Trypsin-Einheiten in 100 g Trockensubstanz* *(Fett-Gruppe)*

Kaninchen Nr.	Dünndarm	Blinddarm	Dickdarm	Kot	Ausscheidung in % der Dünndarmkonzentration
5	193,31	8,18	37,62	n, n.	—
6	158,47	22,69	n, n.	n. n	—
7	166,27	55,14	n. n.	n. n.	—
8	112,20	34,81	n. n.	n. n.	—

Es ergibt sich nun aus Tab. 12, daß bei N-freier Fütterung, sofern sie kein Fett enthält, noch im Dickdarm ein relativ hoher Trypsinanteil erhalten bleibt und auch im Kot noch in Erscheinung treten kann. Bei Auftreten von Fett in der Ration (Tab. 13) ist nur noch selten im Dickdarm, und im Kot kaum mehr mit Trypsin zu rechnen. Da eine geringe Sekretion für das Ausbleiben von Fermenten im Kot nicht allein ausschlaggebend war, machen sich hier anscheinend wieder Einflüsse des in der Ration verabreichten hohen Fettanteils bemerkbar.

Tabelle 14. *Trypsin-Einheiten in 100 g Trockensubstanz* *(Eiweiß-Gruppe)*

Kaninchen Nr.	Dünndarm	Blinddarm	Dickdarm	Kot	Ausscheidung in % der Dünndarmkonzentration
9	712,76	37,29	n. n.	11,57	1,62
10	493,26	35,13	56,64	12,74	2,58
11	376,72	21,59	n. n.	n. n.	—
12	528,16	26,57	33,27	n. n.	—

In der Eiweiß-Gruppe liegen die *Trypsineinheiten* (Tab. 14) im Dünndarm in ihrem Trockensubstanzanteil sehr hoch; trotzdem ist ihr Erscheinen im Dickdarm bzw. Kot nur ein gelegentliches, und zwar mit einem bedeutend geringeren Prozentsatz der Dünndarmkonzentration als bei der Stärke-Gruppe. Das Fehlen von Trypsin bei Kaninchen Nr. 9 im Dickdarm und das Erscheinen eines Wertes im Kot muß auf bereits angeführte Gründe zurückgeführt werden (größere Mengen Kottrockensubstanz zur Analyse, Erepsin-Nebenwirkungen und vielleicht zeitliche Schwankungen).

Tabelle 15. *Amylase-Einheiten in 100 g Trockensubstanz (Stärke-Gruppe)*

Kaninchen Nr.	Dünndarm	Blinddarm	Dickdarm	Kot	Ausscheidung in % der Dünndarmkonzentration
1	14,04	1,62	8,02	1,28	9,12
2	21,81	0,37	0,70	n. n.	—
3	27,70	1,93	2,90	n. n.	—
4	28,30	0,61	2,25	0,86	3,04

Bei den *Amylaseeinheiten* der Stärke-Gruppe (Tab. 15) kommt es in zwei Fällen zu einer Amylaseausscheidung im Kot unabhängig davon, ob die Konzentration des Fermentes im Dünndarm hoch oder niedrig lag.

Tabelle 16. *Amylase-Einheiten in 100 g Trockensubstanz (Fett-Gruppe)*

Kaninchen Nr.	Dünndarm	Blinddarm	Dickdarm	Kot	Ausscheidung in % der Dünndarmkonzentration
5	9,07	0,68	0,95	0,46	5,07
6	16,87	0,92	0,34	0,47	2,79
7	6,11	0,43	1,11	n. n.	—
8	9,13	0,47	1,26	0,48	5,26

Trotzdem nach Fettverfütterung (Tab. 16) allgemein ein niedriger Amylasegehalt im Dünndarm festgestellt wurde, gelangte ein noch verhältnismäßig hoher Anteil davon in den Dickdarm. Die in auffällig gleicher Höhe in drei Fällen aufgetretenen Kot-Amylasewerte bieten eine Bestätigung dafür, daß der in der Futterration enthaltene *Fettanteil eine Stabilisierung der Amylaseausscheidung* bewirkt.

In der Eiweiß-Gruppe zeigte sich bei der Amylase (Tab. 17) wieder die bereits für Trypsin (Tab. 14) festgestellte Tatsache, daß auch ein verhältnismäßig hoher Fermentgehalt im Dünndarm die Ausscheidung in den Faeces kaum beeinflußt. Das Erscheinen von Amylase im Kot ist in der Stärke- und Eiweiß-Gruppe nur als ein gelegentliches anzusehen, wie es schon für Trypsin in der Eiweiß-Gruppe (Tab. 14) der Fall war.

Tabelle 17. *Amylase-Einheiten in 100 g Trockensubstanz (Eiweiß-Gruppe)*

Kaninchen Nr.	Dünndarm	Blinddarm	Dickdarm	Kot	Ausscheidung in % der Dünndarmkonzentration
9	43,13	0,17	0,90	n. n.	—
10	29,43	0,11	1,20	n. n.	—
11	18,66	0,29	n. n.	n. n.	—
12	36,19	0,23	0,29	0,45	1,24

Die Auswertung der bei den *Lipaseeinheiten* gefundenen Werte läßt insofern eine allgemeine Tendenz hervortreten, als hier, wie schon in allen Versuchen der Tab. 1 bis 3, in jeder Kotprobe Lipase vorhanden war. Dabei geht aus Tab. 18 hervor, daß auch ein weitaus höherer Prozentsatz des im Dünndarm gefundenen Lipaseanteiles gegenüber Amylase und Trypsin im Kot noch in Erscheinung tritt. Hierbei ist bemerkenswert, daß das Tier mit den höchsten Lipasewerten im Dünndarm (Tab. 18 Nr. 3) die geringste Menge im Kot abgibt.

Tabelle 18. *Lipase-Einheiten in 100 g Trockensubstanz (Stärke-Gruppe)*

Kaninchen Nr.	Dünndarm	Blinddarm	Dickdarm	Kot	Ausscheidung in % der Dünndarmkonzentration
1	28,90	14,13	22,52	9,36	32,39
2	34,15	32,04	38,41	9,00	26,35
3	103,09	19,79	29,33	5,63	5,46
4	28,31	14,34	17,49	7,41	26,17

Tabelle 19. *Lipase-Einheiten in 100 g Trockensubstanz (Fett-Gruppe)*

Kaninchen Nr.	Dünndarm	Blinddarm	Dickdarm	Kot	Ausscheidung in % der Dünndarmkonzentration
5	16,35	16,53	20,82	12,26	74,98
6	59,28	14,45	14,66	6,20	10,46
7	22,88	28,38	14,29	4,33	18,92
8	22,89	20,05	9,15	4,96	21,67

Die Fett-Gruppe (Tab. 19), die in der bisherigen Auswertung schon eine Sonderstellung eingenommen hat, bringt mit den Kaninchen Nr. 5 und 6 zwei entgegengesetzte Extreme: während Nr. 5 den weitaus geringsten Lipasegehalt im Dünndarm aufweist, kommt es im Kot jedoch bei ihm zur höchsten Ausscheidungsmenge; Nr. 6 dagegen mit dem höchsten Dünndarm- Lipasewert hat in den Faeces den relativ geringsten Lipaseanteil.

Tabelle 20. *Lipase-Einheiten in 100 g Trockensubstanz (Eiweiß-Gruppe)*

Kaninchen Nr.	Dünndarm	Blinddarm	Dickdarm	Kot	Ausscheidung in % der Dünndarmkonzentration
9	118,96	16,94	19,59	10,85	9,12
10	69,78	19,17	20,22	6,57	9,42
11	51,71	26,90	24,96	16,25	31,43
12	100,36	41,75	14,49	12,16	12,12

Die Eiweiß-Gruppe (Tab. 20) erreichte gegenüber den anderen (Tab. 18 u. 19) sowohl die höchste Konzentration an Lipase im Dünndarm als auch im Kot. Auch in dieser Gruppe erbringt ein Tier (Nr. 11) mit der geringsten Lipasemenge im Dünndarm wiederum den höchsten Prozentsatz im Kot.

Aus diesen kurzen Vergleichen lassen sich einige gut fundierte *Ergebnisse* herauskristallisieren: Während in der N-freien Stärke-Gruppe die Amylase (Tab. 15) unabhängig von ihrer Konzentration im Dünndarm im Kot auftreten kann, macht sich ein im Dickdarm noch relativ hoher *Trypsinanteil* (Tab. 12) allgemein auch in einer verhältnismäßig hohen Trypsinausscheidung im Kot bemerkbar, wohingegen die *Amylasewerte* (Tab. 16) in der ebenfalls N-freien Fett-Gruppe trotz niedriger Dünndarmeinheiten auffällig konstant in den distalen Darmabschnitten, besonders aber im Kot erscheinen, und die Trypsinanteile (Tab. 13) bis auf einen Fall bereits im Dickdarm fehlen. Die Eiweiß-Gruppe scheidet trotz hoher Amylase- und Trypsinanteile im Dünndarm (Tab. 17 u. 14) nur gelegentlich Amylase und Trypsin im Kot aus. Für die *Lipase* liegen die Verhältnisse am eindeutigsten: sie wird immer, und zwar unabhängig von der Fütterung, ausgeschieden; ihre Menge liegt jedoch bei eiweißhaltiger Fütterung höher als bei eiweißfreier. Der im Kot gegenüber der Dünndarmkonzentration zur Ausscheidung gelangende Prozentsatz Lipase ist auch wesentlich höher als der von Amylase und Trypsin. Dabei stellte sich in den verschiedenen Gruppen, also unabhängig von der Art des Futters, heraus, daß die Menge der ausgeschiedenen Lipase am allerwenigsten von der im Dünndarm gefundenen abhängig ist; denn es wurden nach schwacher Dünddarmsekretion ebenso sehr hohe Lipasemengen im Kot erreicht, wie das Umgekehrte der Fall war.

Bezüglich der *Amylaseausscheidung* beim Kaninchen verdienen die Bemerkungen SCHAKIR's [68] noch einmal besondere Beachtung, weil hinsichtlich der Sekretion pro 100 g verzehrte Futtertrockensubstanz Hinweise dafür bestehen, daß das *herbivore Kaninchen* nicht nur über einen *besonders gut auf Amylase* ansprechenden Sekretionsmechanismus verfügt, sondern daß auch die Ausscheidung der *Amylase im Kot gegenüber der von Trypsin allgemein eine Vorrang-*

stellung einnimmt. Die *Lipase,* die in *jedem* Kot erscheint, soll außerhalb dieser Betrachtung bleiben. SCHAKIR's an Tieren mit verschiedener Grundnährstoffbasis erfolgte Kotuntersuchungen führten zu der Feststellung, daß die Herbivoren gegenüber den Karnivoren und Omnivoren einen relativ hohen *Amylaseanteil* im Kot aufzuweisen hatten, wohingegen bei den beiden anderen die Trypsinausscheidung im Vordergrund stand.

Zum Schlusse dieses Abschnittes sei noch darauf hingewiesen, daß die heute in Lehrbüchern erhalten gebliebene Ansicht, wonach der *Dickdarm* nicht in der Lage sein soll, *Fermente zu resorbieren,* nach den vorliegenden Ergebnissen nicht mehr aufrecht zu erhalten ist. Wenn für das Verschwinden von Fermenten im Dickdarm nur eine bakterielle Zersetzung in Betracht zu ziehen wäre, weshalb werden dann nicht alle Fermente zerstört, namentlich wenn ihr Prozentsatz im Dickdarm nur noch als sehr gering zu bezeichnen ist? Weshalb macht sich ein gelegentlich hoher Fermentgehalt im Dickdarm noch in einer nicht unbeträchtlich hohen Ausscheidung im Kot bemerkbar, was besonders für die Lipase gilt? Ist hier nicht eher anzunehmen, daß neben unterschiedlicher bakterieller Zersetzung auch eine *individuell verschiedene Resorptionsfähigkeit der Tiere* vorliegt, wie eine individuell verschiedene Sekretionsfähigkeit vielfach bereits nachgewiesen werden konnte?

Schon VERZÁR[89] bemerkte dazu sehr richtig: „Vom Dickdarm können prinzipiell alle jene Substanzen resorbiert werden, die aus dem Dünndarm resorbiert werden können"; und an anderer Stelle: „Eine Resorption von Diastase und Trypsin aus dem Darmkanal wäre umso eher möglich, als diese hier nicht ganz zerstört werden und auch in den Faeces nachweisbar sind."

c) Der Fermentanteil im Kot bei eiweißfreier und eiweißhaltiger Fütterung

Nachdem in den „Fütterungsversuchen" der Tab. 1 bis 3 sowohl eine Übersicht über die im Kot gefundenen Stickstoffwerte, als auch über die aus Kotzentrifugaten erhaltenen Fermenteinheiten vermittelt wurde, sollen auch in ähnlichen Tabellen die Ergebnisse aus den *„Schlachtversuchen"* zusammengestellt werden. Bei dem Vergleich soll sich dann herausstellen, wie weit es in entsprechenden Versuchen beider Reihen zu ähnlichen Resultaten und zu einer Bestätigung der anfänglich gefundenen Verhältnisse kommt, und wie weit abweichende Ergebnisse zur Vorsicht für eine endgültige Beurteilung mahnen.

Den an vier Tieren der Stärke-Gruppe gewonnenen Ergebnissen (Tab. 21) der „Schlachtversuche" stehen die sechs Ergebnisse der „Fütterungsversuche" (Tab. 1) gegenüber. Zur Ausscheidung von Amylase kam es in beiden Versuchsreihen in je zwei Fällen, Lipase wurde übereinstimmend bei allen Kaninchen gefunden. Bei *Trypsin* (Tab. 21) kommt es zu unterschiedlichen und anscheinend völlig anderen Resultaten.

Es muß aber darauf hingewiesen werden, daß die bei den „Fütterungsversuchen" infolge der Aufteilung der nur zur Verfügung stehenden 110 ccm des Zentrifugats für die Trypsinbestimmung lediglich je 6 ccm, bei Amylase und Lipase dagegen je 10 ccm zur Analyse bereitstanden. Diesen unumgänglichen Kompromiß gerade bei der Trypsinuntersuchung einzugehen, hatte sich auf Grund durchgeführter eigener Teste als am zweckmäßigsten erwiesen

Tabelle 21. *Stickstoff- und Fermentausscheidung im Kot bei den Tieren der Schlachtversuche (Stärke-Gruppe)*

Tier Nr.	Gew. in g	Futterverzehr Ø p.Tag in g	Kot-N Ø pro Tag	N pro 100 g verz. Fu.Tr.S.	Einheiten im Tageskot			Einheiten pro 100 g verz. Fu. Tr. S.		
					Amylase	Lipase	Trypsin	Amylase	Lipase	Trypsin
1	2256	46,87	0,142	0,302	0,261	1,909	6,347	0,558	4,074	13,543
2	1949	25,44	0,122	0,481	n. n.	1,244	1,499	n. n.	4,893	5,895
3	2800	36,25	0,199	0,550	n. n.	0,926	3,034	n. n.	2,556	8,369
4	2470	29,60	0,127	0,432	0,125	1,075	n. n.	0,422	3,632	n. n.
Mittel der Werte:		34,54	0,148	0,441	0,193 (2)	1,289	3,627 (3)	0,490 (2)	3,789	9,269 (3)

Tabelle 22. *Stickstoff- und Fermentausscheidung im Kot bei den Tieren der Schlachtversuche (Fett-Gruppe)*

Tier Nr.	Gew. in g	Futterverzehr Ø p.Tag in g	Kot-N Ø pro Tag	N pro 100 g verz. Fu.Tr.S.	Einheiten im Tageskot			Einheiten pro 100 g verz. Fu. Tr. S.		
					Amylase	Lipase	Trypsin	Amylase	Lipase	Trypsin
5	2440	45,40	0,112	0,247	0,081	2,177	n. n.	0,178	4,795	n. n.
6	2230	31,16	0,080	0,259	0,056	0,751	n. n.	0,180	2,411	n. n.
7	2643	11,83	0,048	0,409	n. n.	0,250	n. n.	n. n.	2,117	n. n.
8	2737	25,93	0,076	0,296	0,037	0,386	n. n.	0,144	1,490	n. n.
Mittel der Werte:		28,58	0,079	0,303	0,058 (3)	0,891	n. n.	0,167 (3)	2,703	n. n.

Die Versuche der Tab. 22 sind die Parallele zur Tab. 2 der „Fütterungsversuche". Hier haben sich ziemlich eindeutig die Schlußfolgerungen nach den Ergebnissen der Tab. 2 bestätigt. Die Lipaseausscheidung ist in jedem Falle erwiesen, wie auch die Stabilisierung der Kot-Amylasewerte. Trypsin dagegen dürfte danach bei fetthaltiger N-freier Fütterung sehr selten im Kot auffindbar sein. Der in einem Falle (Nr. 5 in Tab. 2) gefundene Trypsingehalt erreichte noch nicht ein Drittel der bei gleicher Methodik duchrgeführten Eiweiß-Versuche (Tab. 3) von Kaninchen Nr. 4 und 5. Übrigens war das einmalige Auftreten von Trypsin im Fett-Fütterungsversuch auch bei Nr. 5 zu finden. Wenn man aus diesem Einzelfall natürlich keine endgültigen Schlußfolgerungen ziehen kann, so könnte er doch darauf hinweisen, daß die Ausscheidung der Fermente bei verschiedenen Tieren zwar auch durch die Fütterung variabel ist, im Grunde genommen aber individuell festliegt.

Tabelle 23. *Stickstoff- und Fermentausscheidung im Kot bei den Tieren der Schlachtversuche (Eiweiß-Gruppe)*

Tier Nr.	Gew. in g	Futterverzehr Ø p. Tag in g	Kot-N Ø pro Tag	N pro 100 g verz. Fu.Tr.S.	Einheiten im Tageskot			Einheiten pro 100 g verz. Fu.Tr.S,		
					Amylase	Lipase	Trypsin	Amylase	Lipase	Trypsin
9	2378	71,02	0,273	0,385	n. n.	3,295	3,515	n. n.	4,640	4,949
10	2520	75,05	0,456	0,608	n. n.	2,051	3,977	n. n.	2,733	5,299
11	2360	59,70	0.350	0,586	n. n.	4,349	n. n.	n. n.	7.285	n: n.
12	2393	69,83	0,414	0,593	0,129	3,472	n. n.	0,184	4,972	n. n.
Mittel der Werte:		68,90	0,373	0,543	0,129 (1)	3,292	3,746 (2)	0,184 (1)	4,907	5,124 (2)

Bezüglich der *Lipase* gilt hier (Tab. 23) gegenüber Tab. 3 dasselbe, wobei allerdings ihr Anteil gegenüber den beiden anderen N-freien Gruppen – sowohl im Schlacht- wie Fütterungsversuch – eindeutig die höchsten Durchschnittswerte innehält. Für *Trypsin* liegen die Verhältnisse nach Tab. 23 und 3 in der Häufigkeit der Ausscheidung sehr ähnlich. Die *Amylase* wurde entgegen den Erwartungen (nach Tab. 3) im Kot häufiger vermißt. Da nach Tab. 17 im Dickdarm ein nur verhältnismäßig geringer Amylasegehalt noch vorhanden war, muß, namentlich in Anbetracht der nach Tab. 3 erhaltenen Ergebnisse angenommen werden, daß weniger fütterungsbedingte als vielmehr *individuelle Merkmale* den Ausschlag zu diesem Ergebnis lieferten. Die in Tab. 23 trotz fast gleichen Futterverzehrs gegenüber Tab. 3 erheblich niedriger liegenden Kot-N-Werte resultieren aus der dort durchschnittlich um ein gutes Drittel niedriger liegenden Kotmenge.

III. Der Stickstoffanteil von Amylase, Lipase und Trypsin am Darmverlust-Stickstoff

Weil kein anderer Weg geeigneter schien, den Fermentstickstoffgehalt des Kotes weitestgehend quantitativ zu erfassen, wurde der Umweg über die Ermittlung der in den Faeces gefundenen Fermenteinheiten gewählt. Wie bereits im methodischen Teil dargelegt, bot sich somit die Möglichkeit, aus der Relation von Ferment-Präparat-Einheiten zum N-gehalt relativ reiner Einzelfermente und auf Grund der im Kot gefundenen Einheiten zu einer Bestimmung ihres wahrscheinlichen N-anteils am Kot-N überhaupt, sowie am DVN zu gelangen.

Vorweg muß hierzu bemerkt werden, daß es bisher nur bei Trypsin und Amylase gelungen ist, sie in kristalliner Form zu gewinnen, bei Lipase dagegen noch nicht. Die mir dankenswerterweise von der Sero-bakteriologischen Abteilung der Bayer-Werke in Leverkusen zugegangenen Mitteilungen besagten jedoch, daß z. Z. lediglich ein Trypsin mit 50%iger Verunreinigung an Magnesiumsulfat zu einem sehr hohen Preis, sowie ein zweimal kristallisiertes salzfreies Trypsin lieferbar ist, Amylase dagegen in kristallisierter Form noch nicht angeboten wird.

Es mußte also auf andere und entsprechend billigere Präparate zurückgegriffen werden, über deren Zusammensetzung besonders hinsichtlich „nicht-Ferment-aktiver“ Stickstoffanteile keine Einzelheiten bekannt waren. Eine restlose Aufklärung über die am DVN beteiligten Fermentstickstoffmengen wird daher erst dann möglich sein, wenn es der Industrie gelungen ist, alle drei Fermente in kristallinem Zustand zu bringen. Indessen schien es doch schon jetzt durchführbar, mit Hilfe der heute bereits erhältlichen Fermentpulver z. T. zu ziemlich gut fundierten Resultaten zu gelangen. Für die Trypsin-Stickstoffbestimmung stand ein von den Bayer-Werken geliefertes Trypsinpräparat *) und für Lipase *) ein als „hochgereinigt“ bezeichnetes Pankreas-Fermentpräparat zur Verfügung. Da die Bayer-Werke aber keine Amylase anbieten, wurde ein Amylasepulver nach Schuchardt-München verwendet.

In den einzelnen Fermentpräparaten wurde folgender N-gehalt je Gramm Trockensubstanz ermittelt: Amylase = 0,032115 g, Lipase = 0,12068 g und Trypsin = 0,01953 g.

Zu dem für Lipase gefundenen unwahrscheinlich hohen N-anteil sei folgendes bemerkt: Lipase hat bisher noch nicht kristallisiert werden können, weshalb auf ein entsprechendes Pulver zurückgegriffen werden mußte, das als „hochgereinigt“ gilt und von allen verwendeten Pulvern die höchste Reinheit hatte. Es muß daher, sobald eine 100%ig reine Lipase zur Verfügung steht, einer späteren Klärung vorbehalten bleiben, ob die hier gefundenen weitestgehend die tatsächlichen Verhältnisse erfassen konnten.

Da, wie wir heute wissen, die Fermente Eiweißcharakter haben, so läßt sich berechnen, wie hoch der Reinheitsgrad dieser Präparate sein kann, wenn aller im Pulver gefundener Stickstoff von Ferment-N herrührt. Nach BERSIN [7] ist z. B. von folgenden bereits in kristallinem Zustand gewonnenen Fermenten der N-gehalt bekannt:

Urease	= 16,00% N	Pepsinogen	= 14,20% N
Carboxypeptidase	= 14,40% N	Trypsin	= 15,00% N
Pepsin	= 14,60% N	Papain	= 15,50% N

Aus diesen sechs als Beispiel angeführten kristallisierten Fermenten läßt sich ein durchschnittlicher N-gehalt von 14,95% errechnen. Für die Umrechnung auf Eiweiß ergibt sich bei 16,00% N als für Eiweißstoffe angenommenes Mittel der bekannte Umrechnungsfaktor von 6,25. Analog ermittelt sich für Fermente mit einem N-Gehalt von ca. 14,95% ein solcher von 6,69, den wir für Amylase und Lipase als annähernd verbindlich unterstellen wollen. Da für Trypsin ein N-Gehalt von 15,00% bekannt ist, steht hier 6,66 als Umrechnungsfaktor fest. Nach diesem Verfahren kann man auf eine bei den einzelnen Präparaten im Höchstfalle vorhandene Reinheit von folgenden Prozentsätzen schließen, wenn man allen Stickstoff als fermentaktiven ansieht: Amylase = 21,49%, Lipase = 80,73% und Trypsin = 13,01%

Die *Ausrechnung des Stickstoffgehaltes,* der hiernach auf die *Fermente im Kot* entfallen würde, geschah nach folgendem Modus:

1. Errechnen der Fermenteinheiten im Kot.
2. Ermittlung der Fermenteinheiten z. B. in 1 ccm einer Ferment-Pulver-Suspension.
3. Bestimmung des N-Gehaltes für diesen Kubikzentimeter Suspension.
4. Berechnung des Ferment-N-Gehaltes der einzelnen Fermente im Kot auf Grund der dort gefundenen Einheiten nach der im Präparat gefundenen Relation von Einheiten zur N-Menge.

*) Angaben über Reinigungsverfahren fehlten.

Danach entsprechen:

1 Amylase-Einheit im Kot = 0,011186 g N
1 Lipase -Einheit im Kot = 0,023340 g N
1 Trypsin -Einheit im Kot = 0,000490 g N

Nach Tab. 21 errechnen sich die auf die drei Fermente entfallenden Stickstoffmengen im Tageskot für Kaninchen Nr. 1 folgendermaßen:

0,26162 Amylase-Einheiten mal 0,011186 = 0,00293 g N
1,90970 Lipase -Einheiten mal 0,023340 = 0,04457 g N
6,34770 Trypsin -Einheiten mal 0,000490 = 0,00311 g N

Diese für die einzelnen Fermente erhaltenen N-werte bilden die Grundlage für die Berechnung des Ferment-N-anteils am Kot-N; die im obigen Beispiel erwähnten Zahlen sind in Tab. 24 unter den dort für Kaninchen Nr. 1 angeführten wiederzufinden. Demnach ließ sich für die drei Fermente der Gesamt-N-anteil am Tageskot berechnen; er erstreckt sich (nach Tab. 24) in der Stärke-Gruppe von 0,02312 g N bis 0,05061 g N, in der Fett-Gruppe von 0,00585 g N bis 0,05172 g N, und in der Eiweiß-Gruppe von 0,04984 g N bis 0,10151 g N, und pro 100 g verzehrte Futtertrockensubstanz in gleicher Reihenfolge von 0,06378 g N bis 0,11710 g N bzw. von 0,03639 g N bis 0,11392 g N und von 0,06641 g N bis 0,17004 g N.

Betrachtet man in Tab. 24 die für die einzelnen Fermente gefundenen N-anteile näher, so erscheint zunächst vielleicht verwunderlich, daß die Amylase und das Trypsin vom häufigeren Fehlen bis höchstens 2,06% bzw. 2,19% Stickstoff am DVN in der weiteren Berechnung ausmachen. Die Lipase dagegen bewegt sich auf einer ganz anderen Ebene, nicht nur in ihrem prozentischen Anteil am DVN bzw. am Kot, sondern auch in der Relation ihrer Einheiten zum N-Gehalt. Hier entspricht ein bedeutend höherer N-prozentsatz einer Lipaseeinheit. Die Schwankungsbreiten der Lipaseeinheiten erstrecken sich – ebenfalls in der weiteren Berechnung – bei den beiden N-freien Gruppen von 10,84% bis 45,29% Stickstoff. Für die Eiweißgruppe verringern sich die auf eine – den N-freien Gruppen gegenüber – höhere N-Ausscheidung zu beziehenden Fermentanteile in ihren Ausscheidungsprozentsätzen, wie auch die Schwankungsbreiten bei den einzelnen Fermenten sich verengern. Dies geht aus den folgenden Anteilen hervor: Amylase von 0 bis 0,35% N, Lipase von 10,49 bis 28,99% N und Trypsin von 0 bis 0,63% N.

Der für die Höhe des Ferment-N-anteils ausschlaggebende hohe Wert des Lipase-N war die Ursache für die in den beiden N-freien Gruppen im Mittel erreichten *prozentischen Anteile am DVN von 23,07%* (Stärke-Gruppe) bzw. *23,24%* (Fett-Gruppe). Der Anteil der drei Fermente am Kot-N-gehalt in der Eiweiß-Gruppe war, wie bereits dargelegt, relativ niedriger, nämlich *22,14%*; absolut lag er jedoch infolge der dort gefundenen Lipasemengen höher als in den beiden N-freien Gruppen, was aus einem Vergleich der Tab. 23 gegenüber 21 und 22 hervorgeht.

Tabelle 24. *Anteile an Ferment-Stickstoff im Tageskot (Tiere der Schlachtversuche)* *)

Stickstoff und Ferment-Stickstoff im Tageskot		Versuche N-frei = DVN								Versuche eiweißhaltig			
		Stärke-Gruppe				Fett-Gruppe				Eiweiß-Gruppe			
		Kaninchen				Kaninchen				Kaninchen			
		1	2	3	4	5	6	7	8	9	10	11	12
Kot-N in g		0,142	0,122	0,199	0,127	0,112	0,080	0,048	0,076	0,273	0,456	0,350	0,414
Ferment-N in g	Amylase	0,002	n. n.	n. n.	0,001	0,001	0,001	n. n.	0,001	n. n.	n. n.	n. n.	0,001
	Lipase	0,044	0,029	0,021	0,025	0,051	0,017	0,005	0,009	0,076	0,047	0,101	0,081
	Trypsin	0,003	0,001	0,001	n. n.	n. n.	n. n.	n. n.	n. n.	0,001	0,001	n. n.	n. n.
	insgesamt	0,050	0,029	0,023	0,026	0,051	0,018	0,005	0,009	0,078	0,049	0,101	0,082
Kot-N pro 100 g verz. Fu.Tr.S.		0,302	0,481	0,550	0,432	0,247	0,259	0,409	0,296	0,385	0,608	0,586	0,593
Ferment-N in g pro 100 g verz. Fu. Tr. S.	Amylase	0,006	n. n.	n. n.	0,004	0,002	0,002	n. n.	0,001	n. n.	n. n.	n. n.	0,002
	Lipase	0,095	0,114	0,059	0,084	0,111	0,056	0,049	0,034	0,108	0,063	0,170	0,116
	Trypsin	0,006	0,002	0,004	n. n.	n. n.	n. n.	n. n.	n. n.	0,002	0,002	n. n.	n. n.
	insgesamt	0,107	0,117	0,063	0,089	0,113	0,058	0,049	0,036	0,110	0,660	0,170	0,118
Ferment-N vom Ges.-N im Tageskot in %		35,64	24,32	11,59	20,72	46,10	22,46	12,09	12,29	28,76	10,91	28,99	19,91
Mittel der Gruppe in %		23,07				23,24				22,14			

*) siehe Anmerkung S. 11.

D. Diskussion der Versuchsergebnisse

Im Rahmen der Untersuchungen über den Darmverlust-Stickstoff hatte sich ergeben, daß hinsichtlich seiner speziellen Komponenten, u. a. auch über das Ausmaß der Beteiligung von Fermenten am DVN bisher keine Angaben vorlagen. Es wurden daher Versuche mit unterschiedlicher Fütterung (N-frei, mit vorwiegendem Stärke- oder Fettanteil, sowie eiweißhaltig mit Sojamehl) durchgeführt, der Kot gesammelt und auf seinen Stickstoff- und Fermentgehalt analysiert. Nacheinander durchgeführte „Fütterungsversuche" mit den gleichen sechs Tieren (Abschnitt C I) ergaben bei 40% Stärkeanteil einen Tages-DVN von 0,12639 g N, bei 5% Fett und 35% Stärke von 0,13213 g N, auf 100 g verzehrte Futtertrockensubstanz bezogen aber 0,28491 g N gegenüber 0,41493 g N (Tab. 1 u. 2).

Die neben diesen Stickstoffbestimmungen im Kot ermittelten Fermentmengen unterlagen zum Teil sehr großen Schwankungen; während die Lipase niemals fehlte, wurden Amylase und Trypsin des öfteren vermißt. Worin die Ursachen für diese unterschiedlichen im Kot gefundenen Fermentanteile zu suchen waren, blieb dabei noch ungeklärt. Es sollten daher die bei der jeweiligen Fütterung für die drei Fermente im gesamten Darmkanal der Tiere vorgefundenen Verhältnisse mit zur Bewertung der zur Ausscheidung gelangenden Fermentmengen herangezogen werden. Die Versuchstiere wurden deshalb am Ende eines jeden Versuches geschlachtet, und zwar in der Stärkegruppe, in der Fett-Gruppe und in der Eiweiß-Gruppe je vier, insgesamt also 12 Tiere. Zur Analyse kamen der Inhalt des Dünndarms (in vier gleichen Abschnitten), des Blinddarmes, Grimmdarmes, Mastdarmes und der Kot. In diesen „Schlachtversuchen" (Abschnitt C II) konnten wesentliche bei den „Fütterungsversuchen" (C I) aufgetretene Unterschiede in den Fermentausscheidungen bestätigt und die ihre Höhe bestimmenden individuellen und fütterungsbedingten Einflüsse festgelegt werden.

Bezüglich einer Einwirkung von Seiten des gereichten Futters auf die Höhe der im Dünndarm erhaltenen Fermentmengen, mit der nach PAWLOW[38] zu rechnen war, kam es zu folgenden Ergebnissen: bei N-freier Ration mit 40%igem Stärkeanteil lagen die Amylasenwerte (Tab. 6) im 1. Dünndarmabschnitt, wenn auch nicht so eindeutig wie die für Trypsin bei 40%igem Sojamehlanteil an der Spitze aller ihrer in den einzelnen Gruppen erzielten Fermentmengen. Der 5%ige Fettanteil führte dagegen zu einer allgemeinen Depression der Fermentsekretion, besonders im 1. Dünndarmabschnitt (Pankreaszufluß); denn hier konnten weder Lipase (Abb. 8) noch Trypsin (Abb. 2) nachgewiesen werden, und die Amylasekonzentration (Tab. 6) erreichte nur knapp die Hälfte der in den beiden anderen Gruppen erhaltenen Mengen. Daneben standen in allen Versuchsgruppen z. T. starke individuelle Schwankungen im Vordergund, die sich besonders bei den Tieren der Eiweiß-Gruppe (Tab. 11) deutlich heraushoben. Legt man nämlich die bei Kaninchen Nr. 11 dieser Gruppe im gesamten Dünndarminhalt vorhandenen Fermentmengen mit 100% zugrunde, so läßt sich bei Nr. 12 auf 100 g verzehrte Futtertrockensubstanz eine Konzentration von 202,95% Amylase, 196,75% Lipase und 146,72% Trypsin gegenüber Nr. 11 errechnen. Außerdem war dort (Tab. 11) ein deutlicher Parallelismus des Gehaltes an Trypsin zu dem von Lipase und Amylase hervorgetreten. MERTEN [49] hatte bereits auf ein gleiches, allerdings nur die Pankreassekretion betreffendes Ergebnis hingewiesen. Bei N-freier Ration war die Bildung ausgeglichener Mengen von Fermentproteinen offenbar gestört, womit ebenfalls die diesbezüglichen Ergebnisse von MERTEN in der vorliegenden Arbeit unterstrichen werden konnten.

In den die Ergebnisse der Fermentuntersuchungen darstellenden Kurven und Tabellen zeigte sich ferner, daß hauptsächlich von der Lipase (Tab. 18 bis 20 gegenüber Tab. 12 bis 17) ein höherer Prozentsatz der im Dünndarm vorgefundenen Konzentrationen im Kot noch zur Ausscheidung gelangte; sie trat daher auch im Gegensatz zu den häufiger fehlenden Fermenten Amylase und Trypsin in allen Kotproben in Erscheinung. Als Ursache für geringe oder fehlende Fermentwerte im Kot muß, ebenso wie eine *individuell verschiedene Sekretion im Dünndarm* bereits aufgezeigt werden konnte, neben bakterieller Zersetzung eine *individuell bedingte Resorptionsfähigkeit* in den distalen Darmabschnitten angesehen werden. Gute Fermentsekretionsverhältnisse im Dünndarm sind ebensowenig für hohe Kotfermentwerte maßgebend, wie schwache für geringe.

Bei der Stärke-Gruppe kam es gegenüber der Eiweiß- und Fett-Gruppe in der Ausscheidung von Amylase und Trypsin zu höheren Anteilen in 100 g Kot-Trokkensubstanz (Tab. 6 u. 5). Während Trypsin nach fetthaltiger Fütterung nur sehr selten in Erscheinung tritt (Tab. 2 u. 22), sind die Amylasemengen im Kot durch eine auffällige Konstanz ihrer Werte gekennzeichnet (Tab. 16). Die Lipaseeinheiten liegen in der Fett-Gruppe (Tab. 22) noch unter denen der Stärke-Gruppe (Tab. 21), wohingegen in der Eiweiß-Gruppe (Tab. 23) der höchste Lipaseanteil in den Faeces zu verzeichnen war.

Für die *Berechnung des auf den DVN entfallenden Fermentstickstoffs* wurden nach einem dafür angegebenen Umrechnungsverfahren, in Ermangelung kristallisierter Fermente, mit Fermentpulvern folgende Relationen gefunden:

1 Amylase-Einheit = 0,011186 g N
1 Lipase-Einheit = 0,023340 g N
1 Trypsin-Einheit = 0,000490 g N

Hiernach berechnete sich im Durchschnitt der Amylaseanteil am DVN in den beiden N-freien Gruppen auf 0 bis 2,06%, der Lipaseanteil auf 10,84 bis 45,29% und der Trypsinanteil auf 0 bis 2,19%. Der prozentische Fermentstickstoffanteil am Kot-N bewegte sich in der Eiweiß-Gruppe bei den einzelnen Fermenten in gleicher Reihenfolge von 0 bis 0,35% bzw. von 10,49 bis 28,99% und von 0 bis 0,63%.

Bedingt durch den hohen Stickstoffanteil der Lipase kommt es für alle drei Fermente im Durchschnitt zu folgenden *Ausscheidungsmengen in Prozenten vom Kot-Stickstoff:*

N-freie Stärke-Gruppe = 23,07%
N-freie Fett-Gruppe = 23,24%
Eiweiß-Gruppe = 22,14%

Nach diesen Untersuchungen entfällt also der wesentlichste Anteil des Fermentstickstoffs am DVN bzw. am Kot-N auf die Lipase; Amylase und Trypsin können ebenfalls daran beteiligt sein, allerdings zu einem wesentlich geringeren Prozentsatz.

E. Zusammenfassung

In drei unterschiedlichen Fütterungsversuchen mit je sechs Kaninchen und in solchen, bei denen die hierfür verwendeten Klein-Chinchilla nach Versuchsende zur Schlachtung kamen (12 Tiere), wurden Stickstoffbestimmungen und Fermentbestimmungen in verschiedenen Abschnitten des Darmkanals und im Kot durchgeführt.

Bei Verfütterung der Rationen mit vorwiegendem Kohlenhydrat-, Fett- oder Eiweißanteil errechneten sich in den beiden N-freien Gruppen (40% Stärke bzw. 5% Fett mit 35% Stärke), die jeweils aus denselben sechs Tieren bestanden, bei praktisch gleichem Tages-DVN, auf 100 g verzehrter Futtertrockensubstanz 0, 28491 g N bzw. 0,41493 g N.

Nach den Untersuchungen über die Sekretionsverhältnisse (Dünndarminhalt) konnten folgende Ergebnisse festgestellt werden:

1. Einfluß des Futters im Sinne erhöhter Amylasesekretion bei der N-freien Stärke-Gruppe, gegenüber der Eiweiß-Gruppe (40% Sojamehl).
2. Starke individuelle Verschiedenheiten der vorgefundenen Fermentmengen, besonders in der Eiweiß-Gruppe. In Analogie zu der individuell verschiedenen Futterausnutzung muß daher zwischen „fermentschwachen“ und „fermentstarken“ Tieren unterschieden werden.
3. In der Eiweiß-Gruppe deutlicher Parallelismus im gesamten Dünndarminhalt in der Absonderungsmenge der einzelnen Fermente.
4. Bei N-freien Versuchen ist infolge Eiweißmangels eine ausgeglichene Bildung von Fermentproteinen gestört; der in der Eiweiß-Gruppe gefundene Parallelismus wird vermißt.

Als Ursachen für die unterschiedlichen Fermentausscheidungen stellten sich heraus:

1. Individuell verschieden starke Sekretion.
2. Neben bakterieller Zersetzung individuell verschieden starke Resorption, besonders im Grimmdarm.
3. Einflüsse durch die Art des aufgenommenen Futters: Stabilisierung der Kot-Amylasewerte bei N-freier, fetthaltiger Ration; relativ höhere Lipaseausscheidung und damit Steigerung der Fermentstickstoffmenge bei eiweißhaltiger gegenüber N-freier Fütterung.

Die unterschiedlichen Mengen in der Kot-Fermentausscheidung sind also teils individuell, teils durch die Art der gereichten Nahrung bedingt. Von den untersuchten Fermenten wurde die Lipase in allen Faeces nachgewiesen, wohingegen die Amylase wie auch das Trypsin fehlen konnten.

Für die einzelnen Fermente errechneten sich nach den im Kot gefundenen Einheiten, sowie nach den in Fermentpräparaten (nicht kristallisiert) pro Fermenteinheit ermittelten N-Werten, zunächst folgende Anteile des Fermentstickstoffs am Darmverlust-N (DVN): Amylase-N = 0 bis 2,06%, Lipase-N = 10,84 bis 45,29%, Trypsin-N = 0 bis 2,19%. Der Stickstoffanteil dieser drei Fermente am Kot-Stickstoff in der Eiweiß-Gruppe betrug in gleicher Reihenfolge: 0 bis 0,35% bzw. 10,49 bis 28,99% und 0 bis 0,63%. Der danach für die Höhe der prozentischen Fermentstickstoffausscheidung ausschlaggebende Lipase-Stickstoffanteil war bestimmend für die in den beiden N-freien Gruppen erreichten durchschnittlichen Ferment-Stickstoffanteile am DVN von 23,07% bzw. 23,24% und für den in der Eiweiß-Gruppe ermittelten Anteil am Kot-N von 22,14%.

Nach Beendigung dieser Arbeit sei es mir gestattet, meinem hochverehrten Lehrer, Herrn Prof. Dr. E. MANGOLD, für die Anregung zu diesem Thema wie auch für das nach seiner Emeritierung bekundete Interesse an der Lösung der im Verlauf der Untersuchungen aufgetauchten Probleme meinen aufrichtigsten Dank zu sagen.

Des weiteren gilt mein Dank dem Oberassistenten des Institus fü: Tierernährungslehre, Herrn Dr. M. RÖSELER, der mir in entgegenkommender Weise ein schnelles Einarbeiten und abwägende Beurteilung der in Frage kommenden Fermentbestimmungsmethoden ermöglichte.

F. Literaturverzeichnis*)

[1] AMMON, R. u. W. DIRSCHERL: Fermente, Hormone, Vitamine und die Beziehungen dieser Wirkstoffe zueinander. 2. Aufl. Thieme-Leipzig, 1948.

[2] ARNOLD, J: Über den Diastasegehalt der Faeces bei Gärungsdyspepsie. Zentralblatt für Innnere Medizin. 34, 1913, 1.

[3] BANSI, H. W., K. FRANKE u. L. LUDWIG: Über den biologischen Wert im Sojaeiweiß. Ernährung und Verpflegung. 1, 1949, 80.

[4] BEHM, G.: Über den Einfluß der Rohfaser im Futter auf die Menge des Darmverlust-Stickstoffs, nach Versuchen an Ratten, Kaninchen und Schweinen. Archiv für Tierernährung. 4, 1954, 197.

[5]) BEHM, G.: Über den Einfluß der Futtermenge auf die Menge des Darmverlust-Stickstoffs. Archiv für Tierernährung. 5, 1955, 52.

[6] BERNARD, C.: Lecons p. 253, 1856 Paris. Zitiert nach R. v. Jaksch (siehe [25]).

[7] BERSIN, T.: Kurzes Lehrbuch der Enzymologie. 3. Aufl. Geest u. Portig-Leipzig, 1951.

[8] BRANDT, H.: Frage zur Untersuchung von Chlorophyllabbauprodukten im menschlichen Stuhl durch Alkalien. Zeitschrift für die gesamte Innere Medizin und ihre Grenzgebiete. 6, 1950, 701.

[9] BRUGSCH, T. u. N. MASUDA: Über das Verhalten des Dünndarmsaftes und -extraktes, ferner des Extraktes einiger Bazillen (Coli, Streptokokken) gegenüber Casein, Lecithin, Amylum. Ein Beitrag zur funktionell-diagnostischen Prüfung der Fäces auf Fermente des Pankreas. Zeitschrift für experimentelle Pathologie und Therapie. 8, 1911, 617.

*) Es sind einige einschlägige Arbeiten angeführt, die in dem gekürzten Text der vorliegenden Arbeit nicht näher berücksichtigt werden konnten.

[10] COLUMBUS, A.: Die Variabilität der biologischen Eiweißwertigkeit unter verschiedenen Bedingungen, nach Stoffwechselversuchen an wachsenden Schweinen. Archiv für Tierernährung. 2, 1950, 36 und 84.
[11] COLUMBUS, A.: Stickstoff-Grundumsatz und Methodik der Bestimmung der biologischen Eiweißwertigkeit nach dem N-Bilanzverfahren bei wachsenden Ratten. Archiv für Tierernährung. Beiheft 4, 1954, 51.
[12] EICHHORST, H.: Über die Resorption der Albuminate im Dickdarm. Pflügers Archiv für die gesamte Physiologie. 4, 1871, 570.
[13] EINHORN, M. u. J. ROSENBLOOM: Studien über den Duodenalinhalt des Menschen. Internationale Beiträge zur Pathologie und Therapie der Ernährungsstörungen. 2, 1910, 184.
[14] GOETZE, E. u. J. REUKER: Zur Methodik der fraktionierten Pankreasfermentbestimmung im Duodenalsaft. Zeitschrift für die gesamte Innere Medizin. 4, 1949, 692.
[15] GRASSMANN, W. u. J. TRUPKE: In: Physiologische Chemie von B. Flaschenträger und E. Lehnartz, Springer, Berlin 1951.
[16] GROSS, O.: Die Wirksamkeit des Trypsins und eine einfache Methode zu ihrer Bestimmung. Archiv für experimentelle Pathologie. 58, 1908, 157.
[17] GROSS, O.: Zur Funktionsprüfung des Pankreas. Deutsche Medizinische Wochenschrift. 35 1909, 706.
[18] GROUVEN, H.: Zweiter Bericht über die Arbeiten der agriculturchemischen Versuchsstation zu Salzmünde. Berlin 1864.
[19] HENNEBERG, W. u. F. STOHMANN: Beiträge zur Begründung einer rationellen Fütterung der Wiederkäuer. Braunschweig, 1864, 366.
[20] HERMANN, L.: Ein Versuch zur Physiologie des Darmcanals. Pflügers Archiv für die gesamte Physiologie. 46, 1890, 93.
[21] HEUPKE, W.: Die Faeces des Menschen. In: Medizinische Praxis, Bd. 28, Dresden 1939.
[22] HIRAYAMA, K.: Über den Gehalt der Fäces an tryptischem und diastatischem Ferment bei normaler Verdauung, im Fieber und im diarrhoischen Stuhl. Zeitschrift für experimentelle Pathologie und Therapie. 8, 1911, 624.
[23] HÖLSTI, Ö.: Beiträge zur Kenntnis der Pankreassekretion beim Menschen. Deutsches Archiv für klinische Medizin. 111, 1913, 48.
[24] ISAAC-KRIEGER, K.: Theoretisches und Klinisches über die Pankreasfermente in den Fäces und im Duodenalsaft, insbesondere über den Nachweis des Trypsins. Archiv für Verdauungskrankheiten. 26, 1920, 351.
[25] JAKSCH, R. VON: Über das Vorkommen von Fermenten in den Fäces der Kinder, nebst Bemerkungen über das Vorkommen von saccharificierenden Fermenten im Cysteninhalt. Zeitschrift für physiologische Chemie. 12, 1888, 166.
[26] KAUFMANN, R.: Über proteolytische Fermentwirkungen des menschlichen Darminhalts unter normalen und krankhaften Bedingungen. Dissertation, Breslau, 1907.
[27] KELLNER, O.: Beiträge zur quantitativen Bestimmung des verdauten Proteins. Die landwirtschaflichen Versuchsstationen. 24, 1880, 434.
[28] KENNEPOHL, G.: Über die N-haltigen Stoffwechselprodukte der Faeces und ihren Einfluß auf die Gestaltung der Verdauungskoeffizienten. Journal für Landwirtschaft. 29, 1881, 145.
[29] KERSBERGEN, L. C.: Über die sogenannte Frühgärung der Fäces und ihre diagnostische Bedeutung für die Funktionsprüfung des Darmes. Deutsches Archiv für klinische Medicin. 68, 1900, 431.
[30] KOSLOWSKI, S.: Der Nachweis des Trypsins in den Fäces und seine diagnostische Bedeutung. Dissertation, Greifswald, 1909.
[31] KÜHN: Zitiert nach W. Kühne, Journal für Landwirtschaft. 3. Supplementheft 1867, 1868, Seite 571.
[32] KÜHN, G., L. ARONSTEIN u. H. SCHULTZE: Berichte über die auf der landwirtschaftlichen Versuchs-Station Weende ausgeführten Versuche. Journal für Landwirtschaft. 2. Folge, 2. Band, 1867, 4.
[33] KÜHNE, W.: Über die Verdauung durch den Pancreassaft. Journal für Landwirtschaft. 3. Supplementheft 1867, 1868, 564.

[34] LANG, K. u. O. F. RANKE: Stoffwechsel und Ernährung. In: Lehrbuch der Physiologie von W. Trendelenburg und E. Schütz, Springer-Berlin, 1950.

[35] LEO, H.: Über makroskopisch sichtbare Einhüllung fester Kotballen mit Schleim. Diagnostik der Krankheiten der Bauchorgane. 2. Aufl. 1895.

[36] LIFFSCHÜTZ, M.: Zur Frage der funktionellen Diagnostik der Pankreaserkrankungen. (Beiträge zur Lehre über die Verdauungsfunktion der Bakterien des Darmes.) Archiv für Verdauungskrankheiten 19, 1913, 562.

[37] LINTZEL, W. u. E. MANGOLD: Die biologische Wertigkeit des Eiweißes der Süßlupinensamen bei der Verfütterung an Schweine. Die landwirtschaftlichen Versuchsstationen. 123. 1935, 133.

[38] LOOFGREEN, G. P. u. M. KLEIBER: The metabolic fecal nitrogen excretion of the young calf on the true digistibility of casein. Journal of Nutrition. 49, 1953, 183.

[39] MAGNUS-ALSLEBEN, E.: Über die Bakterientätigkeit beim Eiweißabbau. In: Handbuch der normalen und pathologischen Physiologie. III, 1929 von A. Bethe und G. v. Bergmann.

[40] MANGOLD, E.: Helles oder dunkles Brot? Forschungsdienst, Sonderheft 10, 1938, 20.

[41] MANGOLD, E.: Die Bedeutung der Magen- und Darmsybionten der Wirbeltiere. Ergebnisse der Biologie. 19, 1943, 67.

[42] MANGOLD, E.: Die Futter-Durchgangszeiten beim Kaninchen. Archiv für Tierernährung. 1, 1950, 136.

[43] MANGOLD, E.: Richtlinien zur Methodik der Verdaulichkeitsprüfung der Futtermittel an landwirtschaftlichen Nutztieren. Archiv für Tierernährung. 1, 1950, 188.

[44] MANGOLD, E. u. G. BEHM: Beziehungen zwischen Darmverlust-Stickstoff und Rohfasergehalt des Futters. Archiv für Tierernährung. 5, 1955, 159.

[45] MANGOLD, E. u. A. COLUMBUS: Verdaulichkeit und biologische Wertigkeit von Kartoffeleiweiß beim Schwein. Die landwirtschaftlichen Versuchsstationen. 129, 1937, 12.

[46] MANGOLD, E., A. COLUMBUS u. A. HOCK: Versuche über den Einfluß des Sägemehls auf den Ablauf der Verdauung und auf die Verdaulichkeit des Futters bei Kaninchen. Archiv für Geflügelkunde. 11, 1937, 305.

[47] MATKO, J.: Ein Beitrag zur quantitativen Beurteilung der Pankreasfunktion. Archiv für Verdauungskrankheiten. 19, 1913, 663.

[48] MENDEL, L. B. u. M. S. FINE: Journal of biological Chemistry. 68, 1926, 357, zitiert nach Lang und Ranke (siehe 34).

[49] MERTEN, R.: Die Klinik und Chemie der Proteinasen des menschlichen und tierischen Organismus, ihre besondere Bedeutung in seinen Abwehrleistungen und in der klinischen Diagnostik. Ergebnisse der Inneren Medizin und Kinderheilkunde. Neue Folge 2, 1951, 49.

[50] MOLNÁR, B.: Der Lipasegehalt der Fäzes und seine physiologischen und pathologischen Beziehungen. Deutsche Medizinische Wochenschrift. 43, 1917, 326.

[51] MORGEN, A., C. BEGER u. F. WESTHAUSER: Untersuchungen über die Verwertung der Ammonsalze und der nichteiweißartigen N-Verbindungen der Futtermittel für die Lebenshaltung und Milchbildung, sowie über die Frage, ob aus diesen Stoffen unverdauliches Eiweiß gebildet wird. Die landwirtschaftlichen Versuchsstationen. 73, 1910, 285.

[52] MORGEN, A., C. BEGER u. F. WESTHAUSER: Die stickstoffhaltigen Stoffwechselprodukte und ihre Bedeutung für die Bestimmung der Verdaulichkeit des Proteins in den Futtermitteln. Die landwirtschaftlichen Versuchsstationen. 85, 1914, 1.

[53] MORO, E.: Untersuchungen über diastatisches Enzym in den Stühlen von Säuglingen und in der Muttermilch. Jahrbuch der Kinderheilkunde. Neue Folge 47, 1898, 342.

[54] MÜLLER, F.: Über den normalen Koth des Fleichfressers. Zeitschrift für Biologie. 20, 1884, 327.

[55] NEHRING, K.: Untersuchungen über die biologische Wertigkeit von Eiweißfutterstoffen. Archiv für Tierernährung. Beiheft 5, 1954, 110.

[56] ORLOWSKI, W.: Zum klinischen Studium der Trypsinabsonderungsfähigkeit des Pankreas. Zeitschrift für klinische Medizin. 76, 1912, 460.

[57] PASCHUTIN, V.: Archiv für Anatomie und Physiologie von Reichert und Du-Bois-Reymond, 1871, zitiert nach Maly's Jahresbericht. 1, 1871, 304.

[58] PAVY, F. W.: On the physiology of the carbo-hydrates in the animal system. Lancet 1884 Nr. 1—5, zitiert nach Maly's Jahresbericht. 14, 1884, 294.

[59] PAWLOW, I. P.: Die Arbeit der Verdauungsdrüsen. Deutsch: von A. Walther, Wiesbaden 1898.

[60] PFEIFFER, T.: Beiträge zur Frage über die Bestimmung der Stoffwechselprodukte im tierischen Kot. Journal für Landwirtschaft. 33, 1885, 149.

[61] PFEIFFER, T.: Die Bestimmung des Stickstoffs der Stoffwechselprodukte. Zeitschrift für physiologische Chemie. 10, 1886, 561 und 170.

[62] PRAUSNITZ, W.: Die chemische Zusammensetzung des Kothes bei verschiedenartiger Ernährung. Zeitschrift für Biologie. 35, 1897, 335.

[63] RIEDER, H.: Bestimmung der Menge des im Kothe befindlichen, nicht von der Nahrung herrührenden Stickstoffes. Zeitschrift für Biologie. 20, 1884, 378.

[64] RONA, P.: Praktikum der physiologischen Chemie. I. Teil, Fermentmethoden. 2.. Aufl., Berlin 1931.

[65] ROST: Über die Diastase-Werte im Urin bei akuter Pankreasnekrose. Münchener Medizinische Wochenschrift. 80, 1933, II. 1971.

[66] ROTKY, H.: Über den Diastasegehalt der Fäzes. Münchener Medizinische Wochenschrift. 60, 1913, 2158.

[67] RUBNER, M.: Über die Ausnützung einiger Nahrungsmittel im Darmcanale des Menschen. Zeitschrift für Biologie. 15, 1879, 115.

[68] SCHAKIR, B. i.: Qualitative und quantitative Untersuchungen über den Fermentgehalt der Haustierfäzes. Dissertation Leipzig 1930.

[69] SCHALY, F. A.: Einiges über die Prüfung des amylolytischen Ferments in Fäces und Harn und über die Bedeutung der Anwesenheit derselben für die Diagnostik der Pankreasaffektionen. Nederl. Tijschr. v. Geneesk. 1916, II., 1061. Zitiert nach Zentralblatt für innere Medizin. 38, 1917, 90.

[70] SCHIFTAN, H.: Über die biologische Wertigkeit des Futtereiweißes bei wachsenden Schweinen. Dissertation, Berlin 1932.

[71] SCHMIDT, A. u. J. STRASBURGER: Die Fäces des Menschen. Berlin 1910.

[72] SCHNEIDER, B. H.: The subdivision of the metabolic nitrogen in the feces of the rat, swine and man. The Journal of Biological Chemistry. 109, 1935, 249.

[73] SCHOPPE, W.: Vergleichende Untersuchungen auf tryptisches Ferment in den Fäces und im Duodenalsaft mit der Casein-Methode. Archiv für Verdauungskrankheiten, 28, 1921, 289.

[74] SCHORMÜLLER, J., R. WIESKE u. H. WINTER: Beiträge zur Chemie der Käsereifung. Zeitschrift für Lebensmittel-Untersuchung und -Forschung. 99, 1954, 437.

[75] SCHULZE, E. u. M. MÄRCKER: Untersuchungen über die sensiblen Stickstoff-Einnahmen und -Ausgaben des volljährigen Schafs und die Ausnutzung einiger Futterstoffe durch dasselbe. Journal für Landwirtschaft. 19, 1871, 46.

[76] STARKENSTEIN, E.: Eigenschaften und Wirkungsweisen des diastatischen Fermentes der Warmblüter. Biochemische Zeitschrift. 24, 1910, 191.

[77] STEENBOCK, H., E. B. HART u. NELSON: Acidosis in omnivora and herbivora and its relation to protein storage. Journal of Biological Chemistry. 19, 1914, 399. Zitiert nach G. Behm (siehe 4).

[78] STRASBURGER, J.: Weitere Untersuchungen über Fäcesgährung nebst allgemeinen Bemerkungen über das diastatische Ferment im menschlichen Stuhle. Deutsches Archiv für klinische Medicin. 67, 1900, 238.

[79] STUTZER, A.: Einige Betrachtungen über die Proteinverdauung. Zeitschrift für physiologische Chemie. 10, 1886, 153.

[80] STUTZER, A. u. E. MERRES: Untersuchungen über die Wirkung der Enzyme der Magenschleimhaut und des Bauchspeichels auf vegetabilische Eiweißstoffe. Biochemische Zeitschrift. 9, 1908, 127.

[81] STUTZER, A., E. MERRES u. L. SEIDLER: Die Untersuchung des Kotes auf den Gehalt an Stickstoff, der in Form von Stoffwechselprodukten darin enthalten ist. Biochemische Zeitschrift. 9, 1908, 310.

[82] TAYLOR, A. E.: Über Eiweißspaltung durch Bacterien. Zeitschrift für physiologische Chemie. 36, 1902, 487.

[83] THOMAS, S. K.: Über die biologische Wertigkeit der Stickstoffsubstanzen in verschiedenen Nahrungsmitteln. Beiträge zur Frage nach dem physiologischen Stickstoffminimum. Archiv für Anatomie und Physiologie. Archiv für Physiologie. 1909, 219.

[84] TOLCKMITT, W.: Die Bedeutung der mit der Nahrung zugeführten Fermente für die Ernährung der landwirtschaftlichen Nutztiere, mit besonderer Berücksichtigung des Wiederkäuers. Archiv für Tierernährung. 1, 1951, 225.

[85] TSUBOI, J.: Über Stickstoffausscheidung aus dem Darm. Zeitschrift für Biologie. 35, 1897, 68.

[86] URY, H.: Zur Methodik der Fäcaluntersuchungen. Deutsche Medizinische Wochenschrift. 27, 1901, 718.

[87] URY, H.: Über die Trennung von Sekreten und Nahrungsresten in den normalen Fäces. Archiv für Verdauungskrankheiten. 14, 1908, 411.

[88] URY, H.: Über den quantitativen Nachweis von Fermenten in den Faeces. Biochemische Zeitschrift. 23, 1910, 153.

[89] VERZÁR, F.: In: Handbuch der normalen und pathologischen Physiologie. IV von A. Bethe und G. v. Bergmann, Berlin, 1929.

[90] VOIT, F.: Beiträge zur Frage der Secretion und Resorption im Dünndarm. Zeitschrift für Biologie. 29, 1892, 235.

[91] WALTHER, A.: In: Die Arbeit der Verdauungsdrüsen von I. P. Pawlow, Wiesbaden 1898.

[92] WEGSCHEIDER, H.: Über die normale Verdauung bei Säuglingen. Dissertation, Straßburg, 1875.

[93] WIECHOWSKI, W.: Eine Methode zur chemischen und biologischen Untersuchung überlebender Organe. Beiträge zur chemischen Physiologie und Pathologie. 9, 1907, 232.

[94] WILLSTÄTTER, R.: Untersuchungen über Enzyme. Berlin 1928.

[95] WILLSTÄTTER, R., E. WALDSCHMIDT-LEITZ, S. DUÑ AITURRIA u. G. KÜNSTNER: Trypsin-Bestimmungsmethode. Aus: R. WILLSTÄTTER: Untersuchungen über Enzyme, Berlin 1928, Bd. 2, 1419.

[96] WILLSTÄTTER, R., E. WALDSCHMIDT-LEITZ u. A. HESSE: Amylase-Bestimmungsmethode. Aus: Praktikum der physiologischen Chemie. I. Teil, Fermentmethoden. 2. Aufl. Berlin 1931, 174.

[97] WILLSTÄTTER, R., E. WALDSCHMIDT-LEITZ u. F. MEMMEN: Lipase-Bestimmungsmethode. Aus: Praktikum der physiologischen Chemie. I. Teil, Fermentmethoden. 2. Aufl. Berlin 1931, Seite 102.

[98] WÖHLBIER, W.: Die Technik des Tierversuches. Methodenbuch Bd. 13. Neumann-Radebeul, 1953.

[99] WOHLGEMUTH, J.: Über eine neue Methode zur quantitativen Bestimmung des diastatischen Ferments. Biochemische Zeitschrift. 9, 1908, 1.

[100] WOHLGEMUTH, J.: Beiträge zur funktionellen Diagnostik des Pankreas. Berliner klinische Wochenschrift. 47, 1910, 92.

[101] WOHLGEMUTH, J.: Proteasen und Peptasen. In: E. Abderhalden, Handbuch der biologischen Arbeitsmethoden. Methoden der Fermentforschung. 1, 1936, 495.

[102] WYNHAUSEN, O. J.: Zur quantitativen Funktionsprüfung des Pankreas. Berliner klinische Wochenschrift. 46, 1909, 1406.

Eingegangen am 21. 7. 56

Aus dem Hospital zum Heiligen Geist Frankfurt/M. und Köppern/Ts.

WILHELM HEUPKE, JOSEF FRANZEN

Ein Vergleich der Verdauungsvorgänge bei Menschen und Vögeln

Unter allen Bestandteilen der pflanzlichen Nahrungsmittel ist die Zellwand am wenigsten beachtet und untersucht worden. Aus stoffwechselchemischen Untersuchungen wissen wir, daß ein Teil der Zellwände im Verdauungskanal des Menschen angegriffen wird. Untersuchungen bei Tieren mit ihren etwas andersartigen Verdauungsorganen können uns Aufchlüsse geben, die auch für die Menschen verwertbar sind. Darum haben wir die folgenden Versuche durchgeführt.

Über den feineren Aufbau der Wände der Pflanzenzelle ist nur wenig bekannt. Sie bestehen zum Teil und oft nur zum geringen Teil aus Zellulose. Hemizellulosen, die leichter aufschließbar sind als Zellulose, scheinen den Hauptbestandteil der Zellwände zu bilden. Man unterscheidet Hexosane und Pentosane, je nachdem ob bei der Hydrolyse Traubenzucker oder Fruchtzucker gebildet wird. Bestimmten Pflanzengeweben sind Suberin, Lignin, Salze und andere Substanzen in die Wände eingelagert. Pektin befindet sich in der Zellwand und bildet bei manchen Rüben und Äpfeln einen großen Teil der Zellhülle. Außerdem ist es die Kittsubstanz, welche die Zellen miteinander verbindet. Dies ist mit kurzen Worten alles Wesentliche, was wir von den Zellwänden wissen.

Die Zellhüllen bilden einen erheblichen Teil der Substanz der Früchte und Gemüse und zwar wesentlich mehr als die chemischen Analysen lehren. Denn die Rubrik der Zellulose und Rohfaser enthält nur einen Teil der Zellwand, da bei der Hydrolyse der Stärke mit Säuren aus Pektinen und Hemizellulosen Zucker abgespalten werden, die irrtümlich als Stärke mitgerechnet werden. Bei vielen Gemüsen und Obstarten entfallen schätzungsweise 15–30% der Kalorien auf Zellwände.

Daher ist die *Verdauung der Zellwände* ein wichtiges ernährungsphysiologisches Problem.

Aus Versuchen von HEUPKE wissen wir, daß im menschlichen Verdauungskanal von 100 g Pektin etwa 70 g resorbiert werden. Ein pektinspaltendes Ferment ist in den Verdauungsdrüsen nicht enthalten, so daß wir annehmen müssen, daß die Verbindung durch Bakterien zerlegt und die Spaltprodukte resorbiert werden. Ähnliches gilt für Pentosane nach Versuchen von RUBNER beim Hund.

Auch die durch dünne Säuren und Laugen nicht invertierbare Substanz, die Rohfaser heißt, wird von manchen Tieren zum großen Teil verwertet. HAUBNER beobachtete 1854, daß im Kot der Wiederkäuer eine beträchtliche Menge Zellulose verschwindet. Im ersten Weltkrieg untersuchte RUBNER die Verwertung der Zellmembranen der Kleie, des Birkenholzes und einiger Gemüse beim Hund. Er fand, daß die Pentosane leichter verwertet werden als die anderen Stoffe der Zellwände. RUBNER vertrat die Meinung, daß für die Ausnutzung der Zellmembranen im Stoffwechsel der morphologische Aufbau wichtiger sei als die chemische Zusammensetzung. Später haben sich MANGOLD und seine Schüler, sowie SCHEUNERT mit dieser Frage beschäftigt. Sie wiesen die Verdaulichkeit der Rohfaser bei Pferd, Rind, Hammel, Ziege, Schwein und Kaninchen nach. Die Verwertung der Zellwände kommt bei allen diesen Tieren nicht durch körpereigene Fermente, sondern durch die Tätigkeit der Bakterien zustande, die in einer Art Symbiose mit den Tieren leben. Eigene Verdauungsfermente für die Bestandteile der Rohfaser haben nur wenige niedere Tiere wie Schnecken, Würmer und Flußkrebse. Bei den Wiederkäuern ist der Pansen, bei Pferd und Kaninchen der Blinddarm die Gärkammer.

MANGOLD und seine Schüler BRÜGGEMANN, HENNING, MEYER, RADEFF und RÖSELER haben die Verdaulichkeit der Zellwände bei Hausvögeln wie Hühner, Gänse und Tauben untersucht.

Zwei methodisch verschiedene Wege kann man wählen. Die chemische Kotanalyse lehrt, wieviel von der Rohfaser im Magendarmkanal verschwindet, ohne zu entscheiden, ob die Spaltprodukte resorbiert oder in Gas oder andere nicht resorbierbare Stoffe verwandelt werden. Die mikroskopische Untersuchung der Exkremente belehrt über morphologisch nachweisbare Änderungen der Struktur der Zellwände.

Die vorliegende Arbeit soll die Frage klären, inwieweit sich die *Verdauung der Nahrungsmittel bei Vögeln* von der Verdauung beim Menschen unterscheidet. Zu diesem Zwecke wurden je 30 Versuche bei zwei jungen Hühnern im Alter von 2–5 und 7–10 Monaten durchgeführt. Die Ausstrichpräparate der Exkremente wurden mit Lugolscher Lösung, Sudan-Alkohol und Sudan-Essigsäure gefärbt oder ungefärbt betrachtet.

I. Samen

Wenn unzerkleinerte rohe *Weizenkörner* verfüttert werden, erscheinen im Stuhl nur fein verkleinerte Partikel, weil die im Kropf aufgeweichten Körner in dem sehr kräftigen Muskelmagen der Hühner mit Hilfe der verschluckten Steinchen zerrieben werden. Daher sind auch die einzelnen Teile der Fruchtschale isoliert und in kleine Partikel zerlegt. Epidermis, Mittelschicht, Querzellen und Schlauchzellenschicht sind oft voneinander getrennt. Mikroskopisch erscheinen die Zellwände unverändert, höchstens ein wenig aufgequollen. Dies schließt natürlich nicht aus, daß ein beträchtlicher Teil der Substanzen der Zellwand herausgelöst ist. Die Samenschale erscheint im Stuhlausstrich als kompakte, braune Lamelle sowohl in der Quer- als auch in der Flächenansicht. Vom Endosperm sieht man zusammenhängende Reihen von Kleberzellen sowie Gewebsverbände des Mehlkerns genau wie beim Menschen. Bei den Kleberzellen erscheint die Kittsubstanz der einzelnen Zellen gelockert. An der Zellwand selbst vermag man keine typischen Veränderungen festzustellen. Der Zellinhalt, der Protoplasmakörper, ist in einem Drittel der Zellen nach unseren Beobachtungen verkleinert, von der Zellwand retrahiert, und das Fett ist teilweise zu größeren Tropfen zusammengeflossen. Aus den großen dünnwandigen Zellen des Mehlkörpers ist die Stärke zum weitaus größten Teil herausverdaut. Viele Zellen sind mechanisch eröffnet. Aber in einem Teil der Zellen bleibt Stärke nachweisbar. Die Weizenhaare sind meist aus dem Zellverband gelöst, ihre Zellwand ist intakt. Neben diesen Zellverbänden werden isolierte Zellen der einzelnen Gewebsschichten nur in geringem Umfange beobachtet.

Beim Menschen wird nach Versuchen von FAFANOW, HEUPKE u. a. rohe Stärke schlechter verdaut als gekochte. Auch das Huhn verwertet sie nicht vollständig, denn auch nach Verfütterung von rohem Weizengries findet man zahlreiche gequollene Stärkekörner in verschiedenen Stufen der Andauung im Stuhl.

Die Befunde decken sich mit den Untersuchungen MEYERS über dasselbe Thema. Er fand im wesentlichen die gleichen Resultate. Die Verkleinerung des Inhaltes der Kleberzellen und die tropfige Entmischung stellte er ebenfalls fest. Da HEUPKE nachwies, daß mit Magen- und Duodenalsaft 70% des Eiweißes der Kleie verdaut wird, schließen wir, daß ein Teil des Eiweißes der Kleberzellen verdaut ist und daher die kleineren Fettropfen teilweise zu großen Fetttropfen zusammenfließen. MEYER stellte ebenfalls die Lockerung der aus Pektin bestehenden Zwischenzellschicht fest. MEYER fand ferner eine teilweise Auflösung der Zellwände. Wir möchten vorsichtigerweise dies zunächst als mechanische Eröffnung durch Zerreiben im Magen deuten. Wir möchten vermuten, daß manches an MEYERs Untersuchungen den örtlichen Verhältnissen entspricht, denn wenn wir die lange Reihe der Bestimmungen der Verdaulichkeit der Rohfaser (z. B. BRÜGGEMANN, MANGOLD, KATAYAMA, KNIERIEM, SCHEUNERT, RADEFF, RÖSELER und viele andere) überblicken, stellen die meisten Autoren fest, daß etwa 25% dieser am schwersten angreifbaren Zellwandbestandteile bakteriell im Darm der Wiederkäuer aufgelöst werden. Die Zellwände der Kleberzellen bestehen aber zu etwa 50% aus leichter angreifbaren Pentosanen, so daß wir vermuten, daß die Zellwände im Darm durch teilweise Herauslösung dieser Substanzen durchlässiger werden.

Nach der Verfütterung von *Roggen, Gerste und Maisgries* erhoben wir analoge Befunde.

II. Blätter

Nach der Verfütterung von zerkleinertem rohem *Kopfsalat* finden wir im Stuhlausstrich neben zusammenhängenden Gewebsteilen aus dem Verband herausgelöste Teile von Blattnerven, Gefäßbündeln und freie aus den Zellen herausgetretene Chlorophyllkörner neben weniger zahlreich auftretenden isolierten Zellen. Es besteht kein Zweifel, daß im wesentlichen eine mechanische Zerkleinerung durch Zerreiben im Magen vorliegt. Aber es finden sich auch Zeichen der chemischen Aufschließung. An den Randgebieten der Gewebsstückchen ist die Kittsubstanz der Gefäße zum Teil gelöst, so daß die Gefäßringe isoliert, oder die Gefäßspiralen auseinander gezogen sind. An den Zellwänden konnten wir mikroskopisch Verdauungsvorgänge nicht feststellen, was sie natürlich nicht ausschließt.

Ganz ähnlich verhalten sich roh verfütterte *Spinatblätter*. Bei gekochtem Spinat schien uns der Zellinhalt besser verdaut zu sein als bei roh verfütterten Blättern. Oxalatkristalle, die Spinat reichlich enthält, findet man in ziemlich großer Menge in den Exkrementen. *Wirsing* wurde in gleicher Weise verdaut.

Nach Verfütterung gekochter *Kartoffel* war im Stuhlausstrich die Stärke größtenteils aus den Zellen verdaut. Nach unseren vieljährigen Erfahrungen auf diesem Sondergebiet verdaut der Mensch die Kartoffelstärke vollständiger als das Huhn. An den Zellwänden ließen sich mikroskopische Veränderungen mit Sicherheit nicht feststellen. Die Gefäße zeigten die Auflockerungsbilder wie beim Gemüse.

Bei *Möhren* war der Zellinhalt zum großen Teil entleert. Karotin, das auch vom Menschen schwer resorbiert wird, war reichlich im Stuhl vorhanden.

Von tierischen Nahrungsmitteln gaben wir 10 g *Fett*, das mit Kartoffelbrei zusammen verabreicht wurde. Der größte Teil war resorbiert. Es fanden sich verhältnismäßig zahlreiche Fettropfen. Dies war offensichtlich eine Folge des etwas zu großen Angebotes für die 2 kg schweren Tiere.

Nach Verabreichung von zerkleinertem, angebratenem *Fleisch* sah man im Stuhl, daß das Bindegewebe verdaut und die verschieden großen Muskelfaserstücke an den Enden als Zeichen der Andauung abgerundet waren. Hier entspricht die Verdauung den Verhältnissen beim Menschen.

Auch nach der Verfütterung von *Bohnen, Erbsen* und *Sojabohnen,* die in verschiedener Form zubereitet waren sowie nach der Verabreichung von *Pilzen* waren in den Stuhlausstrichpräparaten keine mikroskopisch nachweisbaren Veränderungen an den Zellwänden der verschiedenen Gewebsschichten zu beobachten.

Nach Abschluß dieser Versuche wurden die Tiere mit Kleie, gekochten Kartoffeln, Fett, Fleisch und gekochtem Spinat gefüttert und dann getötet. Die Untersuchung der einzelnen Verdauungsabschnitte hatte das folgende Ergebnis:

Im Kropf waren die Speisen kaum verändert. Im Muskelmagen sieht man zahlreiche isolierte Stärkekörner in jedem Präparat. Die Zellhüllen der Frucht und Samenschalen sind wenig verändert. In den Kleberzellen sieht man oft große Fettropfen, der Zelleib ist nicht retrahiert. Die Muskelfasern sind relativ wenig angegriffen, Fett ist reichlich vorhanden, die Kartoffelzellen sind meist isoliert, die Stärke ist zum Teil aus den Zellen herausgetreten, viele Zellen sind mechanisch eröffnet. Auch der Spinat war weitgehend zerkleinert.

Im Dünndarm wird der Gehalt des Chymus an verdaulichen Bestandteilen allmählich vermindert, bis im Blinddarm die Stärke zum größten Teil verdaut ist, die Gefäße weitgehende Andauungszeichen zeigen, die Muskelfasern sehr zerkleinert sind, abgerundete Enden haben, aber oft noch Querstreifung erkennen lassen. Spinatteilchen finden sich spärlich im Vergleich zu den oberen Abschnitten, Fett ist nur in kleinsten Tröpfchen vorhanden.

Der Kloakeninhalt zeigt das gleiche Bild wie die Exkremente.

Zusammenfassung

Die mikroskopische Untersuchung der Verdauungsvorgänge bei Mensch und Huhn zeigt, daß die Verdauung im ganzen das gleiche Ergebnis liefert. Die mechanische Zerkleinerung der Speisen ist bei den Vögeln im Muskelmagen viel feiner als beim Menschen, dem nur die Zähne zur mechanischen Zerkleinerung zur Verfügung stehen. Bei den Vögeln ist die Zerkleinerung so vollständig, daß rohe Getreidekörner im Magen so rein verrieben werden, wie das Korn in der Mühle zu Mehl gemahlen wird.

Die Verdauung des Eiweißes und Fettes ist gleich gut. Der Mensch kann Stärke anscheinend besser aufschließen als das Huhn.

Die Zellhüllen und andere Wandbestandteile der Pflanzen werden durch die Verdauungssäfte des Huhnes nicht stärker angegriffen als beim Menschen.

Literaturverzeichnis

[1] BIEDERMANN, W.: Handbuch der vergleichenden Physiologie II. 1. Hälfte, 1911.
[2] BIEDERMANN u. RÜCKE, ARMIN: Fermentstudien VIII. in Fermentforschung, Bd. V.
[3] BRÜGGEMANN, H.: Arch. f. Tierernährung und Tierzucht Bd. V., 1931.
[4] DOEDERLEIN: Zologica, Bd. 27, Heft 71, 1921.
[5] FERBER, K.E.: Zeitschrift für Tierzucht und Züchtungsbiologie, Bd. XI., Heft 3.
[6] HENNING: Landwirtschaftliche Versuchsstation 58, 253 (1929).
[7] HESSE — HOFLEIN: Tierbau und Tierleben. 2. Aufl. Bd. II.
[8] HEUPKE, W.: Die Faeces.
[9] IHNEN, K.: Pflügers Arch. f. Physiologie 218, 1928, 767 u. 783
[10] KATH, M.: Ing. Diss. Berlin 1925.
[11] KRÜGER, K.: Landwirtschaftliche Jahrbücher 1925/909
[12] LANGERON et ROUDEAU du NOYER: Coprologie mikroscopique. Paris 1926.
[13] van LEDDEN — HÜLSEBOSCH: Makro- und Mikroskopische Diagnostik der menschlichen Exkremente 1899.
[14] LYNCH, RICARDO: Mikroskopische Untersuchungen der Faeces, Leipzig 1905.
[15] MANGOLD, E.: Sitzungsberichte der Gesellschaft naturforschender Freunde vom 12. 12. 1928.
[16] MANGOLD, E.: Der Forschungsdienst, Bd. 3, Heft 1, 1937.
[17] MANGOLD, E.: Biedermanns Zentralblatt A.N.F., Bd. 3, Heft 4/6, 1933.
[18] MANGOLD, E. u. HOCK, A.: Arch. f. Geflügelkunde, Jahrgang 11/1937, Heft 10/11.
[19] MANGOLD, E., COLUMUS, A. u. HOCK, A.: Arch. f. Geflügelkunde, Jahrgang 11/1937, Heft 10/11.
[20] MANGOLD, E.: Arch. f. Geflügelkunde 2/312/1928.
[21] MEYER, W.: Vergleichende Physiologie, Bd. 6/1927.
[22] MOELLER: Zeitschrift f. Biologie 35/1897/296.
[23] MOELLER — GRIEBEL: Mikroskopie der Nahrungs- und Genußmittel aus dem Pflanzenreich. 3. Aufl./Bln. Springer 1928.
[24] RADEFF, T.: Biochemische Zeitschrift Bd. 193, Heft 1—3, 1928.
[25] RÖSELER, M.: Zeitschrift f. Tierzüchtung und Züchtungsbiologie Bd. XIII. Heft 2 1929.
[26] RUBNER, M.: Arch. f. Physiologie 1915/135.
[27] RUBNER, M.: Arch. f. Physiologie 1915/120.
[28] RUBNER, M.: Arch. f. Physiologie 1915/145.
[29] RUBNER, M.: Arch. f. Physiologie 1915/193.
[30] SCHÄFF: Wissenschaftl Arch. f. Landwirtschaft Bd. 6, Heft 3, 1931.
[31] SCHEUNERT, A.: Handwörterbuch der Naturwissenschaften.
[32] SCHEUNERT u. SCHIEBLICH: Zbl. I./1922.
[33] SCHMIDT u. STRASSBURGER: Die Faeces des Menschen, 4. Aufl., Berlin 1915.

Eingegangen am 10. 7. 1956

Aus dem Institut für Physiologie und Ernährung der Tiere der Universität München
(Vorstand: Prof. Dr. Dr. JOHS. BRÜGGEMANN)

K. DREPPER

Welche Ansprüche stellt der Wiederkäuer an die Qualität seiner Nahrungs-Stickstoffverbindungen?

Am Anfang dieser Betrachtungen muß klar herausgestellt werden, daß bei Bedarfsfragen hinsichtlich der N-Verbindungen in der Tierernährung immer der gesamte verdauliche N-Anteil in die Betrachtung einbezogen werden muß. Das hat seine besondere Bedeutung für die Herbivoren, die zum großen Teil auch den Stickstoff, der nicht aus dem Eiweiß (oder den Eiweißbausteinen) der Nahrung stammt, hochwertig auszunutzen in der Lage sind. Eine Bezeichnung wie etwa „Futtereiweiß" für die Gesamtheit der N-Verbindungen in einer Ration ist irreführend, da sie nur die in der Nahrung enthaltenen Eiweißkörper, also nicht alle ausnutzbaren N-Verbindungen benennt.

Es ist bekannt, daß der intermediäre Eiweißstoffwechsel gleichzusetzen ist mit dem Aminosäurestoffwechsel, und zwar kann man annehmen, daß keine Tierart unserer landwirtschaftlichen Nutztiere den Bedarf an essentiellen Aminosäuren durch intermediäre Synthese decken kann. Entweder müssen also die lebensnotwendigen Eiweißbausteine direkt mit der Nahrung aufgenommen werden (Karnivoren), oder aber es muß das Tier im Intestinum über Einrichtungen verfügen, die nicht essentielle Stickstoffverbindungen zu essentiellen veredeln und diese dann dem Tier zur Resorption zur Verfügung stellen. Beim Wiederkäuer findet sich eine derartige „Veredlungsfabrik" in den Vormägen, vor allem wohl in Pansen und Haube; sie wird gebildet durch die dort lebenden Mikroorganismen. Die Bakterien, die aus niederen N-Verbindungen, z. B. Harnstoff, Ammoniumsalzen u. a., ihr eigenes Eiweiß zu synthetisieren vermögen, machen etwa 10% des Rohproteingehaltes im Pansen aus, der Anteil an Infusorieneiweiß beträgt sogar 15–20% (die Infusorien benötigen höherwertige N-Verbindungen, z. B. pflanzliches Eiweiß, zum Leben). Bei unzureichender Konzentration an solchen höherwertigen N-Verbindungen, aber sonst ausreichender Menge N in der Nahrung, geht bei gleichzeitigem Fehlen energiereicher Verbindungen der Infusoriengehalt stark zurück, das Tier vermag dann keine hohen Leistungen mehr zu erbringen, sondern kann nur gerade seinen Erhaltungsbedarf über den Bakterienanteil decken [1]. Vom Saugkalb, dessen Vormägen noch unentwickelt sind, soll hier nicht gesprochen werden.

Die Frage nach den Ansprüchen, die ein Wiederkäuer an die *Qualität seiner Nahrungsstickstoffverbindungen* stellt, ist also in erster Linie eine Frage danach, ob die Nahrung günstige oder ungünstige Lebensbedingungen für die Pansenflora schafft.

Mangelnde Grundfuttergüte (wie z. B. minderwertiges Heu, zu große Futterstrohmengen, verschmutzte Rüben, verdorbene Silage usw.) führt zur Verminderung der „Veredlungsfähigkeit" der Vormagenmikroorganismen. Der Zusatz eines höherwertigen Nahrungsmittelrohproteins zu solch einer unzureichenden Grundnahrung wird aber im Vergleich zu einer geringerwertigen Zulage nur dann zu einer verbesserten Leistung führen können, wenn noch genügend Infusorien im Rumen enthalten sind, die diese höherwertigen N-Verbindungen auszunutzen in der Lage sind. Ist das nicht der Fall, so werden alle N-haltigen Substanzen der Nahrung durch extrazelluläre Bakterienfermente bis zu der für die Bakterien verwertbare Stufe, nämlich Ammoniak, abgebaut. Eine höhere oder geringere Wertigkeit spielt also in diesem Falle für die hervorzubringende Leistung des Wiederkäuers momentan keine Rolle. Es wird sich allerdings im Laufe der Zeit durch Verabreichung eines höherwertigen Rohproteins und ausreichender Energiezufuhr wieder eine günstigere Infusorienbesiedlung einstellen, die ein Ansteigen der erwarteten Leistung zur Folge haben kann.

Die Verfütterung von gutem Grundfutter (z. B. einwandfrei eingebrachte Leguminosen oder auch gutes proteinarmes Heu oder gute Maissilage) führt demgegenüber zu einer ausreichenden Entwicklung und Erhaltung der Mikroorganismen im Vormagen nach Art und Menge. Hier kann also sowohl höherwertiges als auch minderwertiges Rohprotein durch die Infusorien bzw. Bakterien entsprechend günstig ausgenutzt werden, wenn genügend Energie zur Verfügung steht. Es spielt also bei der Versorgung mit gutem Grundfutter beim Wiederkäuer auch bei hohen Leistungen weniger die Qualität, sondern mehr die Menge der zusätzlich verabreichten verdaulichen N-Verbindungen eine Rolle [2].

MORRISON [2] beschreibt weitere Versuche, die zeigten, daß bei ausschließlicher Verfütterung von Maisstroh als Rauhfutter an Milchkühe die Zugabe von Mais-Gluten (welches minderwertig für Nichtwiederkäuer ist) keine Verbesserung der Leistungen erbrachten. Wurde dagegen ein gutes Rauhfutter gegeben, so führte die zusätzliche Verfütterung von Mais-Gluten zu fast den gleichen Steigerungen wie die Ergänzung durch ein höherwertiges verdauliches Zusatzrohprotein. Zur Prüfung, ob die Qualität des verdaulichen Rohproteins im zusätzlich verabreichten Kraftfutterkonzentrat von Einfluß auf die Leistung von hochlaktierenden Kühen ist, wurden von gleichen Autor [3] über 5 Winter an der Cornell Universität Versuche gemacht. Jedes Jahr erhielt eine Gruppe ein Zusatzfutter, bestehend aus Substanzen mit geringer Wertigkeit des verdaulichen Rohproteins (Maiskleberfutter, Maisklebermehl, gemahlener Mais, gemahlener Hafer), eine andere Gruppe erhielt ein Zusatzfutter bestehend aus Sojamehl, Baumwollsaatmehl, destillers dried corn grains, Maiskleberfutter, gemahlenem Mais und gemahlenem Hafer. Beide Gruppen bekamen gutes Grundfutter mit geringem Gehalt an verdaulichem Rohprotein (Maissilage und gemischtes Heu, das wenig Leguminosen enthielt). Die Leistungen beider Gruppen waren gleich. (Leider wird keine Angabe gemacht, ob eine Gruppe ohne Zulage gefüttert wurde.)

Andererseits wird häufig darauf hingewiesen, daß zumindest für Hochleistungskühe die Qualität des verdaulichen Nahrungsrohproteins nicht ganz außer acht gelassen werden sollte [4]. Insbesondere Futtermittel mit hohem Gehalt an Tryptophan, Lysin, Methionin und auch Arginin sollten dann berücksichtigt werden, wenn das Grundfutter von mäßiger Beschaffenheit ist, weil in diesem Fall nur eine ungenügende Leistung der „Veredlungsfabrik" möglich ist. Interessant ist in diesem Zusammenhang die gesicherte Erkenntnis, daß zumindest bis zu einer Leistung von 30 kg Milch je Tag – bei entsprechender Milchleistungsfähigkeit der Kuh – das Gesetz vom abnehmenden Ertragszuwachs hinsichtlich der N-Versorgung keine Gültigkeit hat. D. h., daß die für das dreißigste kg Milch benötigte Menge an verdaulichem Rohprotein nicht höher ist, als die für das erste kg (der Bedarf liegt etwa bei 50 g verdaulichem Rohprotein pro kg Milch [7]). Die ohne Zweifel verhandene Mehrbelastung des Organismus bei hoher Milchleistung scheint demnach nicht das Gebiet des Eiweiß-, sondern mehr das des Energiestoffwechsels zu betreffen.

Stickstoffbilanzen der gleichen Autoren [7] haben ergeben, daß allerdings bei diesen Hochleistungskühen unbedingt der wachsende Fetus und bei noch nicht erwachsenen Tieren auch das fortschreitende Wachstum hinsichtlich der Stickstoffversorgung beachtet werden muß. Das gilt insbesondere für die zweite Hälfte der Laktation.

Andere Untersuchungen über die Wirkung von Kraftfutterzugaben auf Milchleistung und Fettgehalt während des Weideganges (guter Grasbestand) zeigen wohl eine geringgradige Erhöhung von Milchmenge und Fettprozenten, wenn eine vielseitig zusammengesetzte Kraftfuttermischung mit hohem Anteil an tierischem Eiweiß verabreicht wurde, eine Rentabilität war jedoch nicht gegeben. Leider wurde in diesem Versuch, der unter anderer Fragestellung durchgeführt wurde, keiner Gruppe die gleiche Menge pflanzliches Rohprotein verabreicht [8].

Ein weiterer Hinweis darauf, daß die Qualität des verdaulichen Nahrungsrohproteins für den Wiederkäuer von keiner hohen Bedeutung ist, ja sogar eine Umkehrung der Wertigkeit gegenüber dem Nichtwiederkäuer vorliegen kann, ist die Tatsache, daß z. B. das Rohprotein aus Leguminosenheu [ca. $^1/_3$ „Amide" (Reineiweiß + „Amide" = Rohprotein)] für die Erhaltung, das Wachstum und die Milchproduktion wertvoller ist, als das Rohprotein der Getreidearten [5]. Offenbar sind die Milieu-Bedingungen für die Pansenflora bei Getreidefütterung weniger günstig. Es ist aber auch denkbar, daß für den Wiederkäuer die Ergänzungswirkung der verdaulichen Getreideproteine für das Grundfutter weniger gut ist, als die der Leguminosen.

Daß die Pansenflora nicht nur einen kleinen Teil der aufgenommenen Nahrung veredelt, sondern daß sogar der größte Teil der Nahrungsstoffe, die dem Wiederkäuer zugeführt werden, aus den Pansen-Mikroorganismen stammt, gibt HUFFMAN [6] an:

„Der Wiederkäuer erhält nicht den größten Teil seiner Nahrungsstoffe direkt aus dem aufgenommenen Futter, sondern aus der Verdauung und Resorption der unzähligen ‚nahrungsbeladenen' Mikroorganismen, nachdem diese das aufgenommene Futter bearbeitet haben."

In die Erörterung über die Frage, welche Ansprüche der Wiederkäuer an die Qualität seines Nahrungsproteins stellt, muß auch die Zufütterung von nicht eiweißartigen oder nicht Eiweißbausteine darstellenden N-haltigen Verbindungen einbezogen werden. Hier liegt eine Vielzahl von Versuchen vor, die die Ausnutzbarkeit von Harnstoff oder Ammoniumsalzen (Ammoniumformiat, Ammoniumacetat, Formamid, Propionamid u. a. m.) für die Wiederkäuerernährung behandeln([9, 10, 11, 12]).

Zusammenfassend kann zu diesen letzteren Arbeiten gesagt werden, daß eine Zugabe von Harnstoff (2–3% in der Kost) immer dann eine gute Ergänzung zum Grundfutter darstellt, wenn dieses von guter Qualität ist, wenn es sich also bei gesunder Vormagenflora und ausreichender Energieversorgung (ggf. muß Kraftfutter mit leicht verarbeitbaren Kohlenhydraten zugegeben werden) lediglich um eine Erhöhung des ausnutzbaren N in der Nahrung handelt. Bei unzureichenden Grundfutterbedingungen oder zu hohem Anteil an N-Verbindungen in der Nahrung ist durch Zugabe von Harnstoff eher ein Schaden als Nutzen zu erwarten.

Wenn auch teilweise festgestellt wurde, daß bei Verfütterung von Harnstoff als einziger N-Quelle der Anteil an essentiellen Aminosäuren im Gesamtvormageninhalt qualitativ und quantitativ gleich ist [13], so wird doch, über längere Zeit gesehen, ein Absinken der Synthese- und Veredlungsleistungen der Vormagenflora einsetzen. Die Infusorien werden in ihrer Zahl vermindert und damit wird die Leistungsfähigkeit des Wiederkäuerorganismus wesentlich herabgesetzt.

Die Frage also, ob ein Wiederkäuer für die Erbringung hoher Leistungen höherwertige N-Verbindungen benötigt, ist nicht, wie bei den Allesfressern, einfach mit ja oder nein zu beantworten. Ist das Grundfutter gut, so kann auch durch Zulage geringwertiger Rohproteine eine hervorragende Leistung erzielt werden, andererseits sind bei Zufütterung dieser gleichen geringwertigen oder auch anderer, höherwertiger Rohproteine zu schlechtem Grundfutter keine oder nur geringe Leistungssteigerungen zu erwarten, da die Veredelung über die andersartige Vormagenflora nur ungenügend ist.

Die Qualifikation „gutes Grundfutter" bezieht sich auf gute Verdaulichkeit der Nährstoffe, hohen Anteil an energieliefernden Inhaltsstoffen, sowie ausreichenden Gehalt an Mineralien und Wirkstoffen.

Die Verhinderung des Absinkens der *Milchleistung* und der *Fettprozente* beim Weideaustrieb ist ebenfalls ein Kapitel, das hier beachtet werden muß. Nach den aufgezeigten Punkten erscheint es möglich, nicht nur ein Absinken der Leistung durch Verhinderung des Laxierens (z. B. Zufütterung von Stroh) zu vermeiden, sondern darüber hinaus durch vorbereitende und nach dem Austrieb fortgesetzte Verabreichung von energiereichem Kraftfutter (notwendig für Synthesefunktion der Vormagenmikroorganismen), sowie adäquater Mineralstoff-Spurenelementmischungen eine gute Ausnutzung der im frischen Grünfutter reichlich enthaltenen verdaulichen N-Verbindungen zu bewirken. Damit wäre eine Leistungssteigerung gegeben.

Zusammenfassung

Da der Wiederkäuer den Hauptteil seiner Nahrungsstoffe aus den „nahrungsbeladenen“ Mikroorganismen seiner Vormägen deckt, muß die Qualität des Rohproteins im Grundfutter vor allem darauf ausgerichtet sein, daß die Infusorien und Bakterien günstige Lebensbedingungen finden. Ist das der Fall, so braucht die Qualität des Rohproteins von Beifuttern bei erhöhten Leistungsanforderungen nicht speziell hochwertig zu sein (Veredelung durch Vormagenbesiedelung). Bei schlechtem Grundfutter und damit ungenügender Entwicklung vor allem der Pansen-Infusorien, muß die Qualität des Rohproteins im Beifutter höherwertig sein (bei gleichzeitiger Zufuhr ausreichender Energiemengen), um zunächst eine günstigere Infusorienbesiedlung zu schaffen, die Voraussetzung für ein Ansteigen einer erwarteten Leistung ist.

Literaturverzeichnis

[1] MANGOLD, E.: Die Verdauung bei den Nutztieren, Akademie-Verlag Berlin 1950.
[2] MORRISON, F. B.: Feeds and Feeding, The Morrison Publishing Comp. 1951, Ithaka, N. Y.
[3] MORRISON, F. B.: Some Highlights in the Development of Modern Animal Nutrition, Feedstuffs *27*, Vol. 10, 40 (1955).
[4] SPLITTGERBER, H.: Was ist von neueren Forschungsergebnissen in die Fütterungsberatung übertragbar? Züchtungskunde *27*, 113 (1955).
[5] KIRSCH, W.; SPLITTGERBER, H.: Vollwertige Ernährung der Milchkühe. Verlag Parey, Hamburg-Berlin 1953.
[6] HUFFMAN, C. F.: zit. bei PIFER R. W.: Building Balanced Supplements for the Utilization of Roughages. Feedstuffs *27*, Heft 8, 50 (1955).
[7] RICHTER, K.; BECKER, M.: Beiträge zum Ernährungshaushalt von Milchkühen hoher Leistung. Arch. f. Tierern. *2*, 338 (1952).
[8] HARING, F.; KUBLITZ, M.: Beifutter für Milchkühe auf der Weide. Z. f. Tierern. u. Futtermittelkde. *10*, 211 (1955).
[9] GREEN, D. F.: Safety of Using Urea in Ruminant Feeds. Feedstuffs 27, Heft 3, 32 (1955).
[10] BELASCO, I. J.: New Nitrogen Feed Compounds for Ruminants. A Laboratory Evalution. J. of Animal Science *13*, 601 (1954) und *13*, 739 (1954).
[11] MCDONALD, I. W.: Diss. Cambridge 1948; J. physiol. *107*, 21 (1948); Biochem. J. *51*, 86 (1956).
[12] CUTHBERTSON, D. P.; CHALMERS, M. I.: Biochem. J. *46*, xvii (1950).
[13] THOMAS, W. E.; LOOSLI, J. K.; FERRIS, F. H.; WILLIAMS, H. H.; MAYNARD, L. A.: Fed Proc. *8*, 398 (1949).

Eingegangen am 4. 12. 56

Aus der Staatlichen Lehr- und Versuchsanstalt für Grünlandwirtschaft und Futterbau, Bad Hersfeld-Eichhof (Direktor Prof. Dr. WILMANNS)

K. PAPENDICK

Wie verhält sich die Heuqualität zum Heuertrag?

Bei den Bemühungen, die Wirtschaftslage der Landwirtschaft u. a. durch höhere Erträge zu verbessern, wird dem Grünland allgemein besondere Beachtung geschenkt, da dort noch erhebliche Ertragsreserven ruhen. Die Forderung zielt auf ertragssteigernde Maßnahmen ab, die zu mehr und besserem Futter auf kleinerer Futterfläche führen sollen. Ohne Zweifel steht der Massenertrag im Vordergrund. Doch ist in neuerer Zeit auch die Qualität in zunehmendem Maße beachtet und eine gewisse Forderung an die *Qualität des Futters* gestellt worden, da das absolute Bestreben nach maximalen Massenerträgen vielfach zu Unregelmäßigkeiten im Gesundheitszustand und im Leistungsverlauf der Nutztiere geführt hat. Im Falle der Wiese als Futterquelle liegen Beobachtungen vor, die darauf hinweisen, daß mit der Steigerung des Massenertrages die Qualität nicht immer im gleichen Sinne verbessert wird. Wohl finden sich auch anders lautende Mitteilungen. Diese Unterschiede beruhen aber im wesentlichen auf einer unterschiedlichen Auslegung des Qualitätsbegriffes bzw. verschiedenen Vorstellungen vom Futterwert des Heues. Vielfach wird die Beurteilung nur dem subjektiven Ermessen eines „Heufachmannes" überlassen. Teils werden auch botanisch-soziologische Merkmale und teils auch Rohnährstoffgehalte hinzugezogen und die Qualitätsstufe mit einer mehr oder weniger subjektiven Punktzahl belegt. Diese Beurteilungsmethoden reichen jedoch nicht aus. Da das Heu durch das Tier verwertet werden muß, kann nur die Verwertbarkeit durch das Tier, d. h. ein *absolutes Futterwertäquivalent* einen brauchbaren objektiven Maßstab für die Heuqualität abgeben.

Es konnten bisher keine sicheren Beziehungen zwischen dem Futterwert, ausgedrückt in Nettoenergie oder Stärkeeinheiten, und sowohl der botanischen Zusammensetzung, als auch der nach Bewertungsschlüsseln ermittelten Punktzahl festgestellt werden.

Außerdem spielt der gesteigerte Bedarf an energetisch nicht faßbaren Wirkstoffen wie *Mineralstoffen und Vitaminen* eine wichtige Rolle. Der Gehalt an diesen Stoffen im Heu kann nur im Vergleich mit dem Bedarf des Tieres beurteilt werden. Wenn z. B. eine Steigerung des Kaliumgehaltes im Heu als Qualitätsverbesserung ausgelegt wird, so entbehrt dies einer sachlichen Grundlage, da in den Futterrationen der Rauhfutterverzehrer Kalium mehr als ausreichend zur Verfügung steht. Ähnliches gilt für das Kalzium in grünland- und ackerfutterreichen Gebieten, während die Verhältnisse bezüglich des Phosphors wieder anders liegen und die angegebenen Mindest- oder Grenzzahlen nicht immer dem Bedarf des Tieres entsprechen.

In dem so geschilderten Sinne ist die Heuqualität in den nachfolgend angeführten drei Beispielen zu verstehen. Wenn diese Vergleiche zwischen Heuqualität und Heuertrag nicht bis zur letzten Konsequenz durchgeführt werden konnten, so lag das an der Begrenzung der Versuchsmöglichkeiten. Doch läßt sich aus den folgenden Ergebnissen immerhin eine gewisse Beziehung zwischen *Ertrag und Qualität* ablesen.

Tabelle 1. *Botanische Analyse, Ertrag und Nährstoffgehalt bei 3 verschiedenen Wiesenproben vom 1. 6. 1954*

Probe Nr.	1	2	3
Botanische Analyse %			
Süßgräser	61	74	82
Sauergräser	4	5	—
Kleearten	6	9	11
Kräuter	29	12	7
Ertrag kg/Ar			
grün	12	70	158
Trockensubstanz	3	14	27
Nährstoffe g/kg in der Trockensubstanz			
Roheiweiß	216	104	100
Rohfett	28	26	22
Rohasche	88	92	82
Rohfaser	296	311	322
N-freie Extrakt-Stoffe	462	467	474

In Tabelle 1 handelt es sich um drei extrem verschiedene Heuarten, bei denen die Erträge von dritter Seite festgestellt und angegeben wurden. Allein aus den Erträgen ist zu entnehmen, daß es sich um grundverschiedene Wiesentypen handeln muß. Dies wird auch durch die nach einzelnen Pflanzenarten differenzierte botanische Analyse bestätigt. In der vorliegenden Tabelle 1 sind nur die zusammengefaßten Anteile an Gräsern, Kleearten und Kräutern angegeben, wobei zu bemerken ist, daß die Artenkombination innerhalb der Gruppen sehr unterschiedlich war.

Probe 1 und 2 enthielten über 30% Rotschwingel, Probe 3 keinen, Probe 1 enthielt 12% Pfeifengras, die anderen beiden keins. Von erwünschten Obergräsern wie Glatthafer, Goldhafer, Knaulgras, Wiesenschwingel u. a. enthielt die Probe 1 keine, die Probe 2 geringe und die Probe 3 große Anteile. Ertragsmäßig wie auch pflanzensoziologisch ist eine Wertsteigerung von Probe 1 nach Probe 3 hin zu verzeichnen. Die Erträge an Grünmasse nehmen von 12 kg über 70 kg bis 158 kg pro Ar zu. Gleichzeitig nimmt der Gräseranteil von 51% über 74% auf 82% zu, während der Kräuteranteil von 29% über 12% auf 7% zurückgeht. Umgekehrt wie die Erträge verhält sich die Nährstoffkonzentration. Bemerkt sei hierbei, daß für den Fütterungserfolg beim Einzeltier nicht die Nährstofferträge pro Flächeneinheit, sondern die Nährstoffkonzentration in der aufnehmbaren Futtermenge, d. h. in der Futterration maßgebend sind. Von Probe 1 nach Probe 3 nehmen die Gehalte an Roheiweiß und Rohfett ab, an Rohfaser zu. Das bedeutet eine einwandfreie Verminderung der Qualität. Nur der Gehalt an N-freien Extraktstoffen nimmt etwas zu. Bei dem gleichzeitigen Rückgang des Roheiweißgehaltes wird dadurch das Verhältnis von N-haltigen zu N-freien Nährstoffen weiter. Dieses Ergebnis wird durch ein weiteres Beispiel bestätigt (s. Tabelle 2).

Es wurden wiederum drei extreme Wiesentypen – und zwar jeweils mehrere Proben desselben Typs – botanisch und chemisch untersucht. Da die genauen Ertragszahlen für diese Untersuchung nicht verfügbar sind, wurde die mittlere Ertragfähigkeit geschätzt, wobei sich die ertragsarme trockene Bergwiese deutlich von den beiden anderen ertragsreichen Typen, der gedüngten Ackerwiese und der bewässerten Dauerwiese abhebt. Die bessere Heuqualität findet sich hier wiederum bei der ertragsärmeren Bergwiese. Sie wird durch die Roheiweiß- und Rohfasergehalte und in diesem Fall auch durch höhere Werte für die N-freien Extraktstoffe belegt. Außerdem wurden bei dieser Untersuchung die Gerüstsubstanzen bestimmt, sowie die Restkohlehydrate und der Futterwert errechnet. Niedrigster Ligningehalt und höchste Gehalte an Restkohlehydraten, verd. Roheiweiß und Stärkeeinheiten heben die Qualität des Bergwiesenfutters als die beste hervor.

Tabelle 2. *Durchschnittlicher Nährstoffgehalt des Futters von verschiedenen Wiesentypen — 1. Schnitt 1953*

Wiesentyp	Bergwiese trocken	Ackerwiese gedüngt	Dauerwiese bewässert
⌀ Ertragsfähigkeit dz/ha Heu	40—60	80—120	80—120
Zahl der untersuchten Proben	7	5	16
Botanische Zusammensetzung %			
Gräser	40—50	40—60	50—90
Kleearten	5—15	20—25	1— 5
Kräuter	40—50	20—40	10—50
Chemische Zusammensetzung g/kg in der Trockensubstanz:			
Roheiweiß	122	112	121
Rohfett	23	22	21
Rohasche	99	75	75
Rohfaser	242	323	282
N-freie Extraktstoffe	513	469	501
Zellulose	256	327	287
Pentosane	140	136	147
Lignin (n. KALB)	120	133	134
Restkohlehydrate	240	197	216
Errechneter Futterwert in 1 kg Trockensubstanz:			
verd. Roheiweiß	83	57	77
Stärkeeinheiten	472	323	436

Innerhalb der beiden anderen Wiesentypen fällt auf, daß die bewässerte Dauerwiese erheblich günstiger zu beurteilen ist, als die intensiv gedüngte Ackerwiese. Der Rohfasergehalt liegt niedriger, die Gehalte an Roheiweiß und Restkohlehydraten wie der errechnete Futterwert liegen höher. Die mittlere botanische Zusammensetzung zeigt wieder die Tendenz des zunehmenden Gräseranteils bei höheren Erträgen, ohne daß jedoch Beziehungen zum Futterwert erkennbar wären. In den beiden ersten Beispielen wurde die Heuqualität nur durch chemisch bestimmte Nährstoff- und errechnete Futterwertmerkmale umrissen. Das folgende dritte Beispiel umfaßt auch den Tierversuch.

Tabelle 3. *Nährstoffgehalte und Verdaulichkeitswerte bei 3 verschiedenen Heuqualitäten*

	Seggenwiese	Bergwiese	Ackerwiese
Nährstoffe in 1 kg Trockensubstanz			
Roheiweiß	118	104	91
Rohfett	38	40	35
Rohfaser	257	278	306
Lignin (n. KALB)	104	113	115
Ca	6,9	5,9	7,1
P	1,2	2,6	2,3
Karotin a) frisch	121	112	104
mg/kg b) Heu (9 Tage)	67	57	43
Verdaulichkeit % (Hammel)			
Roheiweiß	53	61	51
Rohfett	66	61	63
Rohfaser	72	70	69
N-freie Extraktstoffe	61	71	65
Org. Substanz	64	69	65
Futterwert in 1 kg Trockensubstanz			
verd. Roheiweiß	62,7	63,5	46,4
Stärkeeinheiten	480	499	454

Es wurden wieder drei verschiedene Heuqualitäten untersucht. Genaue Ertragsfeststellungen hierzu liegen nicht vor. Es ist jedoch hinreichend bekannt, daß die mittlere Ertragsfähigkit bei der Seggenwiese sehr niedrig, bei der Bergwiese in der Mitte und bei der Ackerwiese sehr hoch liegt. Die Ertragsunterschiede sind mit Sicherheit sehr groß. Es ergibt sich wieder die Tatsache, daß die *günstigste Nährstoffkonzentration mit geringerer Ertragsfähigkeit verbunden* ist. Gemessen an den wichtigsten Rohnährstoffmerkmalen – Roheiweiß, Rohfaser und Lignin – schneidet die Seggenwiese am günstigten ab, gefolgt von der Bergwiese, während die Ackerwiese erheblich abfällt. Die Karotingehalte im Frischmaterial wie in der Heusubstanz bestätigen diese Reihenfolge. Die Mineralstoffwerte folgen nicht der allgemeinen Tendenz der organischen Nährstoffe. Hier scheint sich der Standort stärker auszuwirken. Besonders deutlich tritt dies bei dem sehr niedrigen Phosphorgehalt des Seggenheues hervor. Die chemische Untersuchung, von der hier ein Ausschnitt angeführt ist, wurde in zwei Jahren am gleichen Bestand durchgeführt und lieferte jeweils gleichsinnige Ergebnisse. Mit dem Heu der zweiten hier angeführten Untersuchung wurden *Stoffwechselversuche an Hammeln* durchgeführt.

Die Verdaulichkeitswerte waren am höchsten beim Bergwiesenheu (organische Substanz = 69%), während die Verdaulichkeit der organischen Substanz beim Seggenheu mit 64% und beim Ackerheu mit 65% wesentlich niedriger lag. Der mittels des Verdauungsversuches errechnete Futterwert ergab für das Bergwiesenheu 63,5 g verd. Roheiweiß und 499 Stärkeeinheiten, für das Seggenheu 62,7 g verd. Roheiweiß und 480 Stärkeeinheiten und für das Ackerheu 46,4 g verd. Roheiweiß und 454 Stärkeeinheiten in 1 kg Trockensubstanz. In derselben Reihenfolge ist die Qualität dieser Heuarten zu beurteilen. Die hohen Rohnährstoffgehalte des Seggenheues werden in ihrem Wert durch die geringere Verdaulichkeit etwas eingeschränkt. Trotzdem ergibt sich gegenüber dem Ackerheu ein noch erheblich höherer Futterwert, vorausgesetzt daß die Ausnutzung der verdaulichen Nährstoffe des Seggenheues im intermediären Stoffwechsel keine Abweichungen von den bisher bekannten Gesetzmäßigkeiten aufweist.

Diese drei Beispiele sollen zeigen, daß *Ertrag und Qualität* sich nicht gleichsinnig, sondern *eher gegenläufig verhalten* und daß im Hinblick auf die zunehmenden Ernährungsstörungen in der Tierhaltung die *Qualität des Heues im Verhältnis zum Ertrag stärker zu berücksichtigen* ist. Letzten Endes läuft diese Forderung auf einen Kompromiß zwischen Ertrag und Qualität im Sinne eines Optimums hinaus. Hierbei taucht die Frage auf, was als optimal anzusehen ist. Es kann von einem *Optimum der Wiesenleistung* gesprochen werden, wenn die Heuqualität dem Bedürfnis des Tieres angepaßt ist und befriedigende Ernten erzielt werden, wobei allerdings auf maximale Erträge verzichtet werden muß. Um bei einer weiteren Prüfung der Beziehung zwischen Ertrag und Qualität verschiedene Qualitätsstufen nicht nur relativ, sondern auch absolut vergleichen zu können, erscheint es notwendig, die anzustrebende Qualitätsstufe festzulegen. Da das Wiesenheu in erster Linie an Rindvieh verfüttert wird und hier wiederum die Milchkuh im Vordergrund steht, kann eine ideale Heuqualität aus dem Bedarf einer Durchschnittskuh mit einer Durchschnittsleistung abgeleitet werden, sofern unterstellt wird, daß Heu als alleiniges Futter dient. Wenn eine Kuh von 600 kg Lebendgewicht durchschnittlich täglich 15 kg 4%ige Milch gibt und 14 kg Futtertrockenmasse aufnimmt, dann müssen in 1 kg Heu mit 14% Wasser enthalten sein: 75 g verd. Roheiweiß, 450 StE. 6 g Kalzium, 3 g Phosphor und 15 mg Karotin. Für das Karotin ist hierbei ein täglicher Mindestbedarf von 200 mg angenommen. Die in der Praxis anzutreffenden Heuqualitäten weichen in der Mehrzahl von diesem Ideal ab. Infolge ungünstiger Werbung wird besonders der erwünschte Nettoenergiegehalt nicht erreicht. Aber auch Karotin- und Phosphatgehalte lassen zu wünschen übrig. Über den Grünlandfutterbau und die Futterkonservierung ließe sich die Heuqualität in dem bezeichneten Sinne noch erheblich verbessern.

Zusammenfassung

Es wurde die Futterqualität von Wiesen mit unterschiedlicher Ertragsfähigkeit zur Zeit des 1. Schnittes verglichen. Die Qualität wurde als Futterwert sowohl chemisch als auch im Tierversuch geprüft. Die chemische Untersuchung erstreckte sich über die vollständige Weender Analyse hinaus auf die Gerüstsubstanzen Lignin, Zellulose und Pentosane sowie auf Karotin, Kalzium und Phosphor. Die Beurteilung des Heues nach subjektiven Merkmalen und einfachen Punktwertungsschlüsseln wurde als unzureichend bezeichnet.

Mit steigenden Erträgen wurde eine Rückläufigkeit bei den wichtigsten Qualitätsmerkmalen beobachtet. Die Rohfaser- und Ligningehalte nahmen zu, die Roheiweiß- und Karotingehalte gingen zurück. Bezogen auf die Trockensubstanz, wurden die höchsten Nährstoffkonzentrationen im Sauerwiesenheu, die niedrigsten im Ackerwiesenheu gefunden. Innerhalb der ertragsreichen Wiesentypen war das Futter der bewässerten Dauerwiesen wesentlich besser zu beurteilen als das der gedüngten Ackerwiesen. Die beste Verdaulichkeit war beim Bergwiesenheu zu verzeichnen. Mit Hilfe von Stoffwechselversuchen an Hammeln wurden folgende Futterwerte bei drei extremen Heuqualitäten gefunden: 1. Bergwiesenheu 64 g verd. Roheiweiß und 499 StE, 2. Sauerwiesenheu 63 g verd. Roheiweiß und 480 g StE, 3. Ackerwiesenheu 46 g verd. Roheiweiß und 454 StE in 1 kg Trockensubstanz.

Vom Nährstoffbedarf einer Durchschnittskuh wurde folgende anzustrebende Qualitätsstufe abgeleitet: 75 g verd. Roheiweiß, 450 Stärkeeinheiten, 6 g Kalzium, 3 g Phosphor und 15 mg Karotin in 1 kg ursprünglicher Heusubstanz mit 86% Trockensubstanz.

Summary

The quality of fodder from meadows with different productivity was compared among themselves during the first cutting Quality and food value were proved by chemical analysis and by animal trials. The chemical examination included the Weender Analysis and further lignine, cellulose, pentosanes, carotene, calcium and phosphorus. It was concluded that the examination of hay value would be insufficient if subjective characteristics and simple point codes are used.

With increased yields in matter a removal with the most important marks of quality was observed. The yields of crude fibre and lignine increased, the yields of crude protein and carotene decreased. The largest concentration of nutrients was found in hay of acid meadows, calculated on dry matter basis. Within the meadows types of high yield power the fodder of watered meadows was seen to by much better than that of fertilized arable meadows. The best digestibility resulted with hay from highland regions. Using digestian trials with wethers the following food values were found with three extreme samples of hay:

1. hay from a highland region with a average yield:
   64 g digestible crude protein and 499 starch units;
2. hay from an acid meadow place with a low yield:
   63 g digestible crude protein and 480 starch units;
3. hay from artifical sown arable meadows with high yield:
   46 g digestible crude protein and 454 starch units.

The figures are calculated per kilogramm of dry matter.

The ideal composition of hay which should be desired was deduced from the need in nutrients of a dairy cow with an average weight and milk yield. The quality of hay corresponding to these requirements has to contain: 75 g digestible crude protein, 450 starch units, 6 g calcium, 3 g phosphorus and 15 mg carotene per kilogramm hay with 86% dry matter.

Literaturverzeichnis

[1] BRÜNNER, F.: Die Brauchbarkeit der DLG-Schlüssel zur Heubewertung. Futterkonservierung, Heft 3 (1956).

[2] KUMMER, H. und H. ANHAEUSER: Die botanische Zusammensetzung des nordbadischen Wiesenheues im 1. Schnitt der Ernte 1951 und ihr Einfluß auf die Heuqualität. Z. Acker-Pflanzenbau 95, 331 (1952).

[3] LENKEIT, W und M. BECKER: Praktikum der Ernährungsphysiologie der Haustiere. Verlag Vandenhoeck u. Ruprecht, Göttingen 1949.

[4] PPAPENDICK, K.: Karotingehalt und Heuqualität. Landw. Forschg. 7, 130 (1955).

[5] PAPENDICK, K.: Über den Karotingehalt von Wiesenfutter. Landw. Forsch., 7. Sonderheft S. 135, 1956.

[6] PAPENDICK, K.: Über die Mineralstoffversorgung der Rinder. Landw. Forschg. 8, 45 (1955),

[7] PAPENDICK, K.: Über die Qualität des Wiesenfutters von verschiedenen Schwarzwaldstandorten unter besonderer Berücksichtigung der Gerüstsubstanzen und der Erdalkalität — unveröffentlicht.

[8] PAPENDICK, K.: Vergleichende Stoffwechselversuche an Hammeln über den Futterwert von Acker-, Bergwiesen- und Sauerwiesenheu. — Unveröffentlicht.

[9] POLHEIM, P. VON, H. KUMMER und H. ANHAEUSER: Die Qualität des Wiesenheues der Ernten 1951—1953 in Nordbaden. „Die Phosphorsäure“ 14, 145 (1954).

Eingegangen am 19. 11. 56

JOHANNES DOBBERSTEIN

Zur Statistik der Geschwülste bei Tieren

Sitzungsberichte der Deutschen Akademie der Wissenschaften zu Berlin, Klasse für medizinische Wissenschaften, Jahrg. 1951, Heft 3

1953 - 52 Seiten - 1 Abbildung - 17 Tafeln - 8° - DM 4,30

Für die Geschwülste der Haustiere besteht in der praktischen Veterinärmedizin großes Interesse schon in Bezug auf die Fragen der Ätiologie, der man besondere Aufmerksamkeit widmet. Die Schrift gibt einen Überblick über die Geschwülste unserer Haussäugetiere und weist auf gewisse Voraussetzungen hin, die bei einer vergleichenden Betrachtung unbedingt berücksichtigt werden müssen. Eine gut aufgebaute Onkologie ist auch für das Verständnis der Geschwülste des Menschen von großem Wert.

Bestellungen durch eine Buchhandlung erbeten

A K A D E M I E - V E R L A G · B E R L I N

IWANOW-SMOLENSKI

Grundzüge der Pathophysiologie der höheren Nerventätigkeit

Übersetzung aus dem Russischen

1954 - XIX, 265 Seiten - gr. 8° - Lederin DM 14,50

Der Autor schildert in einer kurzen Übersicht das Lebenswerk Pawlows und die spätere Weiterentwicklung durch seine Schüler. Das Buch wendet sich an den Neurophysiologen und gibt in allgemeinverständlicher Darstellung auch allen anderen medizinischen Disziplinen sowie dem Studierenden einen umfassenden Überblick über die Arbeiten der Pawlow'schen Laboratorien. Besonders wird die Beobachtung pathologischer Zustände und deren Therapie hervorgehoben. Das Werk enthält ein umfangreiches und sehr ausführliches Literaturverzeichnis mit 484 Quellen und vollständiger Titelangabe in russischer und deutscher Sprache sowie ein Sach- und Namenregister.

Bestellungen durch eine Buchhandlung erbeten

A K A D E M I E - V E R L A G · B E R L I N

VEB (K) Tierarznei, Weinböhla

vorm. Gebeka

stellt her:

FISCHMEHL

FUTTERKALK

TIERARZNEIMITTEL

Zu beziehen

durch alle Drogerien, Staatl. Kreiskontore, BHG u. DHZ

Landwirtschaftliches Zentralblatt

herausgegeben im Auftrage der Deutschen Akademie
der Landwirtschaftswissenschaften zu Berlin

von Maximilian Plücke

Abteilung IV **Veterinärmedizin**

Erscheinungsweise: Monatlich bzw. zweimonatlich – je nach Umfang der vorliegenden Referate – ein Heft von etwa 160 Seiten im Format DIN A 5 zum Preise von 12.– DM je Heft (Doppelheft: 24.– DM).

Bestellungen durch eine Buchhandlung erbeten

A K A D E M I E - V E R L A G · B E R L I N

MIX
Papier | Fördert
gute Waldnutzung
FSC® C083411

Zeitfracht Medien GmbH
Ferdinand-Jühlke-Straße 7
99095 Erfurt, Deutschland
produktsicherheit@kolibri360.de